这样做血压才会稳

高压 mmHg

低压 mmHg

脉搏 搏/分

HEM-7200

135 -18.0

95 85 -11.3

84 kPa

开始 停止

时钟设定 记忆读出

余瀛鳌 陈思燕 编著

中国中医药出版社

·北京·

前　言

2010年，中国疾控中心调查显示，我国高血压患者已经突破3.3亿人，18岁及以上居民患病率高达33.5%。

我国高血压疾病的知晓率和治疗率都相当低，这就使脑卒中的发生率居高不下。高血压又被称为"安静的杀手"，在早期往往没有明显不适症状，导致患者不重视治疗。尤其是中青年人，觉得血压高一点也没关系，不是什么大病，排斥药物治疗，生活方式照旧。而此时，高血压正在悄悄伤害着心血管及各个器官，并使脑卒中的风险明显增加，这也是高血压最为致命的危害。

高血压是一种慢性发展的基础性疾病，如果控制不好血压，其他恶性疾病就在所难免。除了通过药物治疗让血压达标外，千万不要忽视改善生活方式所起到的作用也很重要。本书可以为每一位高血压患者提供日常生活管理方面的指导，让大家在了解疾病常识的基础上，从改变不良生活方式入手，通过日常饮食、运动、起居、情绪、药物、血压监测等方面的细节改善来调养疾病，做到治疗与生活相辅相成、高度融合，达到良性循环的状态，从而缓解和控制病情，预防并发症及意外危症的发生。

中医养生保健是我国防治疾病的特色和优良传统，"治未病"的思想深入人心，即便对于无法根治的疾病，只要善于调养，一样可以做到与疾病和谐共存，减轻病痛，提高生活质量，延年益寿，这也是中老年保健的理想状态。本书将中西医治疗高血压的经验相结合，既讲解了现代医学治疗的原则、方法，又提供了一些有效的中医药膳食疗方，以及简单易行的经络保健按摩法，对于居家保养非常实用。

最后，希望读者通过本书，能调理好自己的身心，达到配合治疗、健康生存、防控疾病、改善生活的目的。

编者
2018年6月

目 录

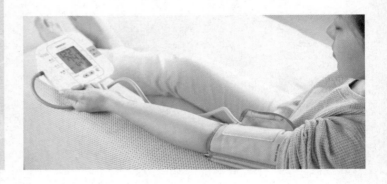

壹 控制好血压，到底有多重要

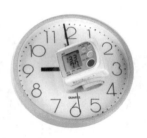

贰 根据血压变化规律，调整一天的作息

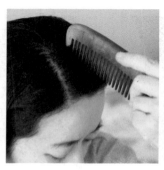
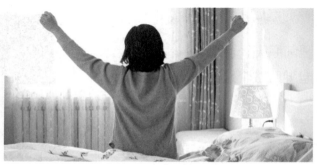

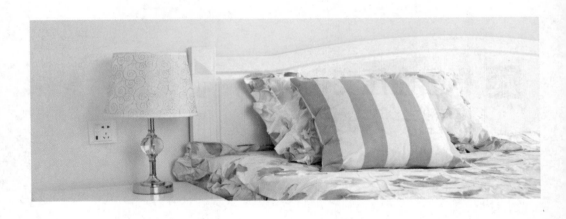

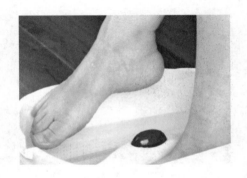

叁 不同季节，不同的控压对策

肆 平时在家中的控压细节

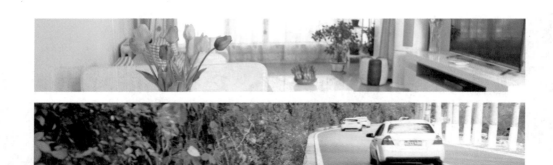

伍 出门在外时的控压细节

陆 日常饮食与药膳，这样吃能降压

柒 运动加按摩，有助降血压

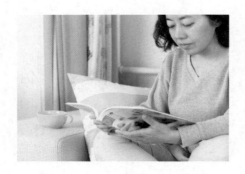
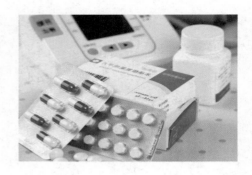

捌 平心静气，
血压才会稳

玖 药物治疗，
宜忌不可不知

壹

控制好血压，
到底有多重要

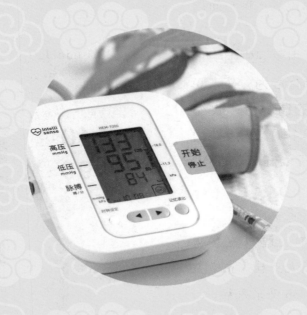

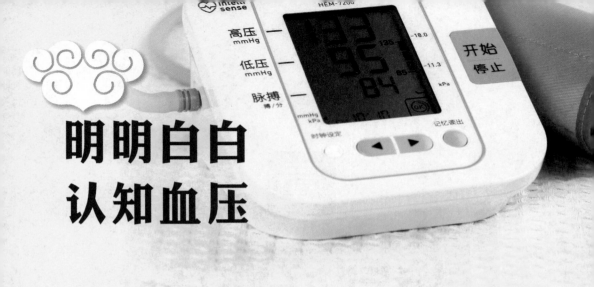

明明白白认知血压

你的血压正常吗

高血压是一种以体循环动脉压升高为主要表现的临床综合征，是最常见的一种心血管疾病。

我国（同世界卫生组织）高血压的判断标准为：在未使用降压药物的情况下，收缩压（高压）≥140毫米汞柱和（或）舒张压（低压）≥90毫米汞柱。

🔔 一般成年人理想血压为120/80毫米汞柱，正常血压为130/85毫米汞柱。

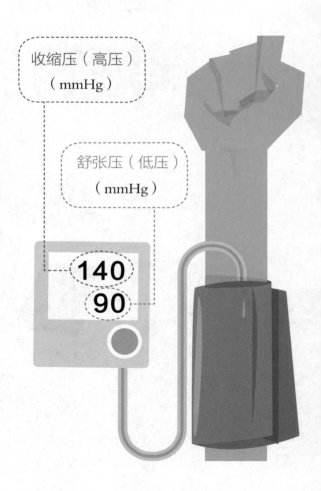

收缩压（高压）（mmHg）

舒张压（低压）（mmHg）

140
90

高血压的分级

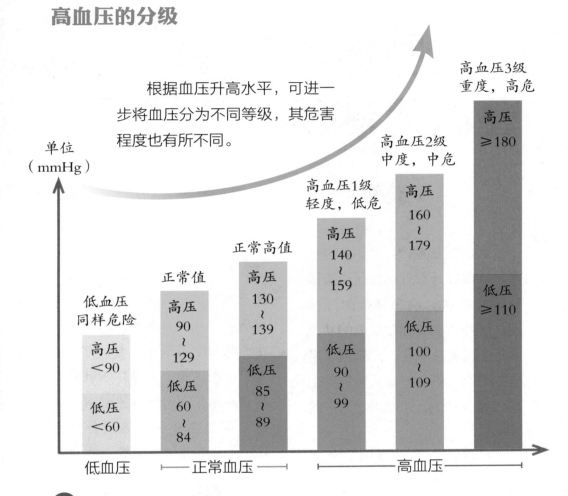

根据血压升高水平，可进一步将血压分为不同等级，其危害程度也有所不同。

单位（mmHg）

低血压同样危险
高压 <90
低压 <60

正常值
高压 90～129
低压 60～84

正常高值
高压 130～139
低压 85～89

高血压1级 轻度，低危
高压 140～159
低压 90～99

高血压2级 中度，中危
高压 160～179
低压 100～109

高血压3级 重度，高危
高压 ≥180
低压 ≥110

低血压　　正常血压　　高血压

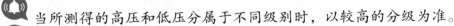

🔔 当所测得的高压和低压分属于不同级别时，以较高的分级为准。

🔔 血压处于正常高值者，10 年后或中年后患上高血压及心血管病的概率较高。

🔔 65 岁以上的老年人，尤其是 80 岁以上的老年人，标准可适当放宽，一般高压 150/ 低压 90 即为正常。

🔔 高压 ≥ 140，而低压 < 90，压差大的情况多发生于 60 岁以上的老年人，又叫老年性收缩期高血压。

有这些症状时
要测测血压

高血压被称为"安静的杀手"。很大一部分高血压患者没有明显症状，常在体检时才发现。这使得高血压在隐匿的状态下不断发展、恶化，而延误了最佳的防治时机。有些人发展到出现心梗或卒中，才发现血压严重超标。

在日常生活中，如果经常出现头晕、头痛、胸闷、心悸、疲倦乏力、失眠、视觉模糊等症状，不要认为只是太累了，休息一下就好，测测血压非常必要。

防治高血压，要做到"早知觉、早发现、早诊断、早治疗"，效果才最好。

有一些高血压患者可能完全没有任何症状，即"无症状性高血压"，这是最需要警惕的。由于长期处于高血压状态，身体已经耐受和适应，或身体不敏感，即便血压很高时，也感觉不到不适。这类患者一旦遇到外部诱因，最容易出现卒中等危症。

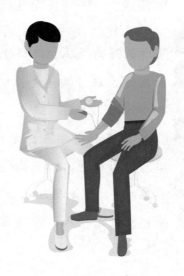

没有明显原因而出现下面这些症状时，先测测血压吧!

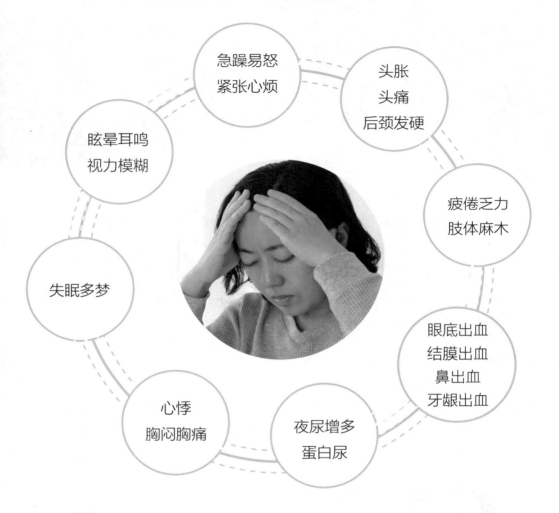

急躁易怒
紧张心烦

头胀
头痛
后颈发硬

眩晕耳鸣
视力模糊

疲倦乏力
肢体麻木

失眠多梦

眼底出血
结膜出血
鼻出血
牙龈出血

心悸
胸闷胸痛

夜尿增多
蛋白尿

如果只是由于环境或精神等原因引起的一过性血压升高，休息后就能缓解，并不是高血压病。但如果在多日的不同时段内多次测量，血压均偏高，就要引起高度重视了。

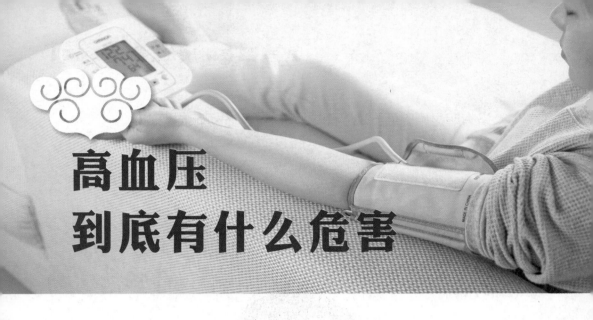

高血压
到底有什么危害

中国疾控中心调查显示，我国高血压患者已经突破3.3亿，18岁以上患病率高达33.5%，是高发慢性病。

长期高血压得不到有效控制的话，常常会损伤心脏、脑、肾、眼等器官，严重时容易发生心梗、卒中等危症，甚至危及生命，这是高血压最大的危害。

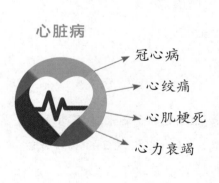

心脏病

→ 冠心病
→ 心绞痛
→ 心肌梗死
→ 心力衰竭

长期高血压可导致动脉粥样硬化，进而发展为冠心病，出现心绞痛、急性心肌梗死等危症。由高血压所导致的心脏改变，主要是左心室肥厚和扩大，心肌细胞肥大和间质纤维化，最后可由此引起心律失常甚至心力衰竭而危及生命。

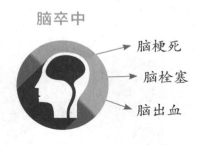

脑卒中

→ 脑梗死
→ 脑栓塞
→ 脑出血

脑卒中又叫脑血管意外、脑中风，是指脑血管堵塞或者破裂出血。高血压患者中约60%最终会发生脑卒中，其病势凶猛，轻则口眼㖞斜、半身不遂、偏瘫、语言不利，重则突然仆倒、不省人事，甚至迅速死亡。

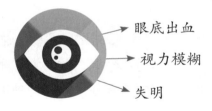

眼病

→ 眼底出血
→ 视力模糊
→ 失明

约70%的高血压患者会出现眼底病变。血压过高，容易导致眼底出血，表现为视力下降、眼前黑影飘动、头痛眼痛、恶心呕吐等症状，严重的可能出现视力突然丧失。

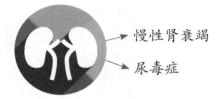

肾衰竭

→ 慢性肾衰竭
→ 尿毒症

高血压易造成肾损害，出现多尿和夜间尿频等现象，长期失治会引起慢性肾衰竭。急剧发展的高血压可引起广泛的肾小动脉弥漫性病变，导致恶性肾小动脉硬化，从而迅速发展成为尿毒症。

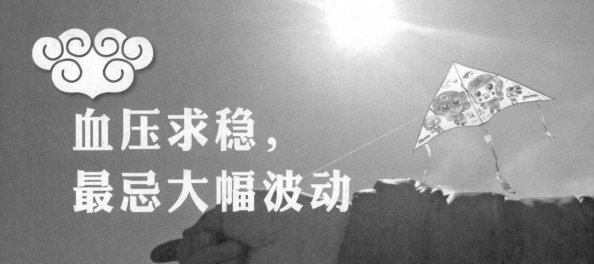

血压求稳，最忌大幅波动

正常的血压规律

人体一天中的血压不是恒定不变的，而是呈现出一种长柄勺形的起伏，称为"杓型血压"（见第22页）。

正常人清晨起床后（6时）血压急剧上升，8～9时达到高峰，为"第一高峰"，然后下降。下午16～18时血压再次升高，此时为"第二高峰"，从18时开始缓慢下降。夜间2～3时血压最低。这种现象被称为"两峰一谷"。

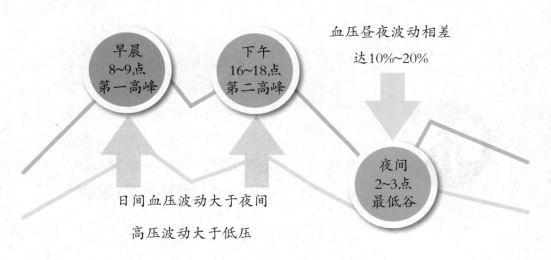

早晨 8~9点 第一高峰

下午 16~18点 第二高峰

血压昼夜波动相差 达10%～20%

夜间 2~3点 最低谷

日间血压波动大于夜间

高压波动大于低压

血压最忌大幅波动

如果一天中的血压符合"两峰一谷"的正常波动规律，且波动幅度正常，是比较平稳安全的。

但如果血压波动幅度过大，对身体就非常不利，对高血压患者更是如此。与单纯的血压高但平稳者相比，血压时高时低引起的大幅波动，对人体心、脑、肾等器官的损害更为严重，脑卒中、冠心病的发生率也更高。

一些高血压患者的收缩压（高压）会在较短的时间内升高或下降80毫米汞柱以上，这就容易出现头痛、头晕、恶心、呕吐、全身无力、精神萎靡等症状。高血压者还常伴有动脉硬化，血压的大幅波动会使血管更为脆弱，心脑血管意外也更容易发生。

所以，高血压患者一定要注意平稳降压，避免使血压波动过大。平时应注意加强血压监测，了解血压变化情况，为医生选择适合自己的长效降压药物提供依据。

正常的血压波动也不是越小越好。如果出现昼夜节律不明显或消失、血压谷峰变化小于10%，甚至夜晚血压反比白天高的状况，属于"非杓型血压"。这是一种血压波动的异常表现，往往发生在重度高血压或伴有心、脑、肾明显损害者身上，更要引起高度警惕。

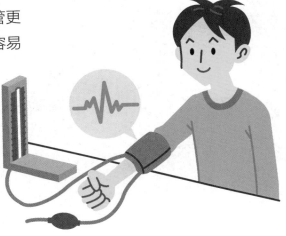

哪些因素在刺激血压

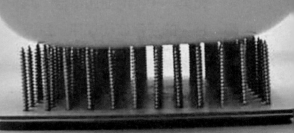

一些情绪变化、不良习惯或外部环境的改变等因素，都会给人体带来一定的不良刺激，引起血压骤然升高，是诱发高血压及心血管意外的重要原因。尤其是高血压患者，应尽可能减少或避免这些因素，以保证血压的平稳。

愤怒
生气
烦躁
噪音

连续工作
过度劳累

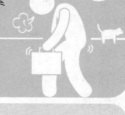

过度兴奋或激动

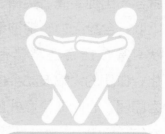

紧张焦虑
精神压力大

剧烈运动

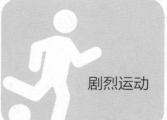

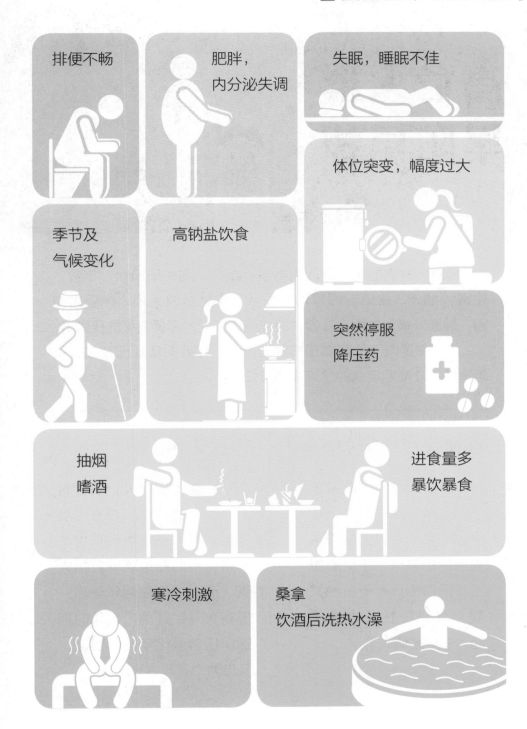

排便不畅

肥胖，内分泌失调

失眠，睡眠不佳

体位突变，幅度过大

季节及气候变化

高钠盐饮食

突然停服降压药

抽烟嗜酒

进食量多暴饮暴食

寒冷刺激

桑拿饮酒后洗热水澡

高危人群
早防早控

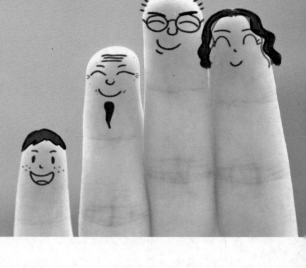

　　高血压发病的具体原因仍然没有定论，与先天因素、年龄、性别、地域、生活习惯等均有关系。也就是说，个人体质为内因，外部环境为外因，二者共同作用时，就容易诱发高血压病。

　　如果你是以下的高血压高危人群，一定要关注血压变化，早防早控，才能把疾病的危害降到最低。

高血压家族成员

　　高血压有一定的家族遗传性。家族中有多个高血压患者，尤其是父母是高血压患者时，子女高血压患病率也远高于其他家庭，而且往往从中青年起，血压就偏高。

中老年人

　　随着年龄增长，血管有不同程度的硬化，血压也会随之升高。一般男性从中年开始，高血压患病率开始升高；而女性则在更年期后，患病率开始升高。老年时期的血压普遍比年轻时要高，又称为"老年性高血压"。

运动不足者

缺乏体力活动、久坐不动、脑力劳动者，容易血压偏高，并常兼有高血脂、糖尿病等其他代谢障碍性疾病。

生活在高寒地区者

长年生活在海拔高或气候寒冷地区的人，高血压的患病率较高。

超重、肥胖者

超重、肥胖，尤其是腹部肥胖者（男性腰围≥90厘米，女性腰围≥85厘米），发生高血压的风险高。

嗜好烟酒、口味偏重者

长期抽烟、大口吃肉、大量饮酒、油腻厚味，尤其是嗜好咸味者，均是高血压的高危人群。

孕妇

约30%的孕妇由于身体条件的变化，血压会有所升高，称为"妊娠高血压"。如怀孕中后期发病，会给母婴健康及分娩都带来一定的危险，应及早预防。

性格急躁易怒者

急脾气、容易紧张、爱生气的人，患高血压的机会比较高。

中医怎样认识高血压

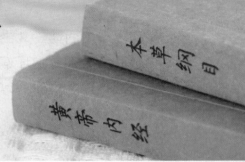

中医本身并没有"高血压"这个病证及说法，只有"头痛""眩晕""项强""心悸""手麻""抽搐"等高血压所表现出来的常见症状。在治疗高血压方面，中医也有不同的认识。

日常防范胜于治疗

血压为人体生理、心理对内外环境变化的一种反应，既有适应性，也有调节性，会不断地发生变化。如运动、情绪、饮食、气候（风寒暑湿燥火等）、感冒发烧等，很多原因都会造成血压升高。大多数情况下，轻中度的高血压患者，只要这些外部原因解除，血压就会比较平稳，不适症状相继改善。

如果一味地盯着血压数值，高一点就感到焦虑，加重精神紧张，血压反而会更高了。不如先从导致高血压的这些外部原因入手，消除这些诱发因素，让身心保持轻松平静，注意起居、饮食的平和，才是首选的降压法。

排除了外部原因后，血压仍不稳定且有不适症状时，才需要用药调治。

治疗不仅针对血压

用药调治必须因人而异，辨证施治，而不只是把某个症状压下去，或把血压降下去就是胜利，那只是治标不治本。

同样是高血压，很可能是完全不同甚至相反的原因引起的。因此，中医在治疗高血压时，绝不能仅仅只针对高血压，一味地用降压药，而是要针对患者的不同病因，去调整全身和脏腑的状态。五脏、气血、阴阳和谐了，血压也就自然正常了。

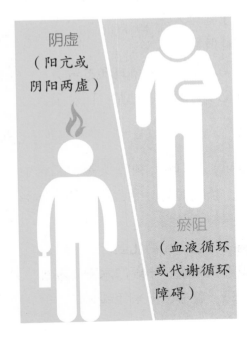

阴虚
（阳亢或
阴阳两虚）

瘀阻
（血液循环
或代谢循环
障碍）

高血压的主要病因

血压的作用是维持一定的血流量，以濡养各组织器官，维持其正常的生理机能。如血流量达不到要求时，人体就会自动调节增压系统，以增加血压的方式来应对。

引起血流量不足的原因主要有两个：一是阴虚，二是瘀阻。

阴虚是由于阴血不足导致的，阴虚又往往造成阳亢，或阴阳两虚。所以，滋阴养血是治疗此类高血压的重要原则。

瘀阻可能有血管硬化、斑块、栓塞等血液循环障碍，也可能有痰湿、水肿等代谢循环障碍。此类高血压则重在化瘀解滞。

🔔 如果只是一味地降低血压，而不改善血流量不足的问题，人体器官长期处于失养状态，则容易加快心衰、肾衰、脑衰、失明等症状发展。

高血压的中医分型

常见症状：头胀痛、眩晕、耳鸣、心烦易怒、失眠多梦、口苦胁痛、面红目赤、便秘尿赤，每因情志刺激或精神紧张而头痛头晕发作或加重，舌红苔黄、脉弦。多见于中青年。

主要治法：平肝潜阳。

常用方剂：天麻钩藤饮、龙胆泻肝汤等。

常用药材：天麻、罗布麻叶、菊花、桑叶、夏枯草、生石决明、白蒺藜、杜仲等。

常见症状：眩晕、头痛、头胀、耳鸣、咽干、两目干涩、腰膝酸软、健忘失眠、舌红少苔、脉细数。多见于老年人。

主要治法：滋补肝肾。

常用方剂：杞菊地黄汤、六味地黄丸等。

常用药材：枸杞子、菊花、地黄、山药等。

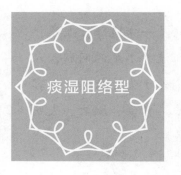

常见症状：眩晕、耳鸣、头痛头重、口苦黏腻、食欲不振、胸闷呕恶、舌红苔白腻、脉弦滑数。多见于身材偏胖者。

主要治法：清热化痰，和胃化湿。

常用方剂：黄连温胆汤、半夏白术天麻汤等。

常用药材：贝母、葛根、玉米须等。

阴阳两虚型

常见症状：头晕耳鸣、腰膝酸软、畏寒肢冷、小便清长或夜尿频多、舌淡嫩，脉沉无力。多见于老年人。

主要治法：滋阴助阳。

常用方剂：地黄饮子、七宝美髯丹等。

常用药材：杜仲、地黄、何首乌、肉苁蓉、灵芝等。

中医治疗高血压时还经常用到宁心安神药，以缓解心烦不宁、失眠、心悸等症状，多用于高血压病早期患者。

对于高血压病血瘀症，也常用到活血化瘀药，以扩张血管、化解瘀滞，如血府逐瘀汤，以及丹参、鸡血藤、泽兰等药材。

中医降压治疗原则

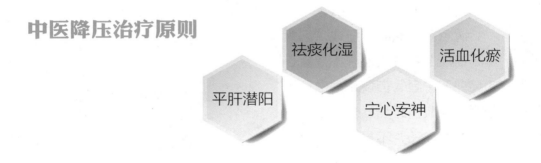

祛痰化湿

活血化瘀

平肝潜阳

宁心安神

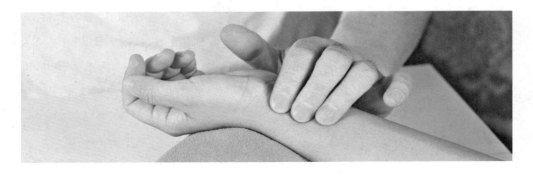

养护加调理，
最好的医生是自己

关注血压变化

高血压有一个诊断标准，即在未用降压药的情况下，非同日3次测血压，数值都超过正常范围，就可以诊断为高血压。

偶尔有一次高血压或"白大褂高血压"者，虽然并不是真正的高血压患者，但属于高血压后备军，也应引起注意。

如果血压并不是很高，属于"正常高值"，也叫"临界高血压"，即为高血压前期。即便没有什么不适，也要加强日常饮食起居的养护调理，注意血压的变化。

"非同日3次"一般指间隔2周测1次，不是指今日、明日、后日的连续非同日。

"白大褂高血压"是指有些人在医生诊室测量血压时血压升高，但在家中自测血压或24小时动态血压监测（无医生在场）时血压正常，多为心理紧张所致。

"正常高值"一般指高压130～139/低压85～89（mmHg），是正常值中的偏高状态。

如果是轻度高血压（1级），并伴有头晕不适、精神不能集中、睡眠不好等表现，建议在改善生活方式的同时，通过中医调理，改善症状，对缓解病情十分有效。

而中度（2级）及重度（3级）高血压患者，在配合医生服用降压药的同时，也要积极调整生活方式，尤其是注意心理调节，这样可以帮助血压更平稳，减少出现心血管意外的可能性，并减轻高血压对心、脑、肾等器官的损害。

不论是哪种程度的高血压，只要加强自身养护，对改善病情都是非常关键的。

改变生活方式

高血压在一定程度上是一种生活方式病，要想稳定血压，还要从改变生活方式入手。

调查表明，对于是否患高血压，遗传因素占40%，外在环境因素占60%，而长期的不良生活方式正是最为重要的外在环境因素。如高盐高脂饮食、吸烟、酗酒、缺乏运动、熬夜等都对高血压的发病有一定的影响。

如果生活方式完全没有改变，光凭降压药，降压效果就会大打折扣，病情只会不断加重。所以，药物和生活方式就像是降压的两只手，都要同样重视。

生活方式有着巨大的惯性，一旦形成，改变起来可能是困难甚至痛苦的。但为了健康，这些改变都非常值得，不仅可以稳定血压，而且对预防其他疾病、延长寿命、提高生活质量都十分有益。

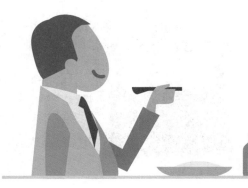

稳压的生活

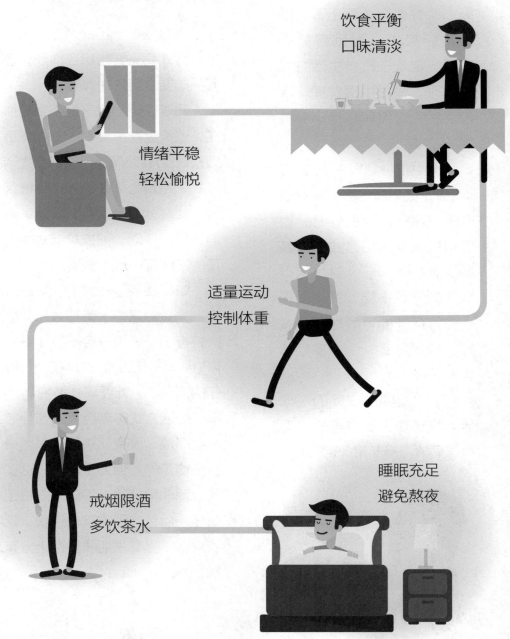

饮食平衡
口味清淡

情绪平稳
轻松愉悦

适量运动
控制体重

戒烟限酒
多饮茶水

睡眠充足
避免熬夜

根据血压变化规律，调整一天的作息

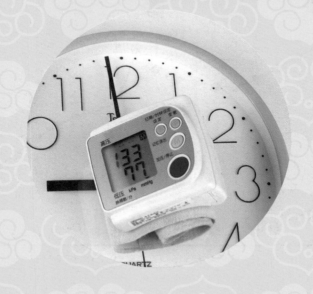

血压跟着
"生物钟"走

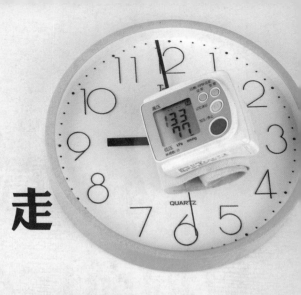

血压24小时生理波动图

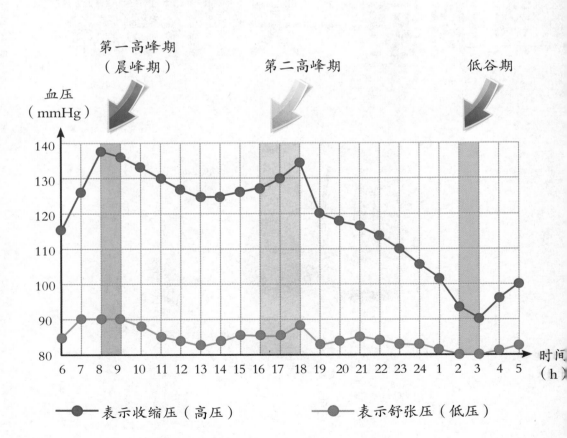

血压与一天的作息相适应

人体一天中血压的起伏十分巧妙地暗合一天中自然界的阴阳变化规律，是与人体的生物钟相适应、保持一致的，这也体现出人与自然的和谐共生。

正常的血压变化遵循"两峰一谷"的规律。白天，在清晨和傍晚，各有一个血压高峰期。在这两个高峰期之间，是人体工作、学习、劳动的时间，血压保持在一个较高的水平，可以使各组织器官得到充分的血液供应，以满足劳作的需要。到了晚上日落以后，人体就需要休养了，各组织器官对供血量的需求降低，此时血压处于较低的状态，可使人充分放松，降低消耗，调养修复身体。

血压的起伏对应着人体"日出而作，日落而息"的规律，形成一种劳逸结合的生理节奏。如果血压"当高不高，当低不低"，对人体健康的危害比一般疾病更大。

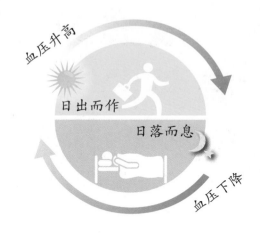

调整作息稳血压

中国人常说"顺势而为"，指做事要遵从客观规律，稳定血压也是一样。

了解血压变化规律以后，我们应认真检视一下自己的日常作息，在白天血压高峰期的时候，加强控压工作，预防心血管意外，在夜晚血压下降时，避免熬夜及过度兴奋引起的血压大幅波动。形成良好的作息习惯，对稳定血压、缓和病情、预防心脑血管意外，均有事半功倍的效果。

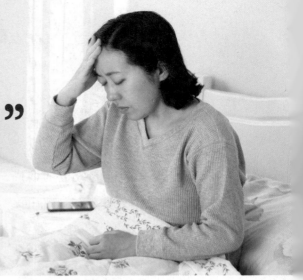

"晨峰意外"有多险

小心清晨"魔鬼时间"

一般从早晨6点开始，人体血压会快速上升，8~9点时升至一天中的最高值，这种短时间内血压急剧上升的现象称为"晨峰现象"或"晨冲血压"。

对于高血压患者来说，血压的波动和危险性也更大。清晨醒来时血压可能就超出了正常范围。附在血管壁上的血栓往往就是在瞬间被冲脱落，引发局部血液循环障碍。面积小的可能不会造成大伤害，而面积大的话，就会出现脑卒中、心肌梗死、心源性猝死等状况。

所以，清晨的"血压晨峰"期又被称为"魔鬼时间"，是高血压、冠心病、脑动脉硬化者预防心血管意外的关键时期。

🔔 正常人血压高峰与低谷之间相差可达10%~20%。尤其是高压，可有40mmHg以上的差别。

🔔 正常人清晨高压可快速升高20~50mmHg，低压可升高10~15mmHg。而高血压患者高压甚至可上升80mmHg以上。

预防晨峰意外的对策

1 睡到自然醒

最好不要用闹钟叫醒，以自然醒为佳，免得受惊扰而使血压升高。

2 醒后马上喝水，吃降压药

晨起后空腹喝一杯温水，可以降低血液黏稠度，稳定血压（详见第28页）。降压药一般应在起床5分钟内吃，喝水时可顺便吃降压药。

4 注意保暖

寒冷季节，室内温度较低时要注意保暖，穿好衣服鞋袜，避免着凉。洗漱时要用温水，避免冷水刺激（详见第29页）。

3 起床按"3个半分钟"法

晨起一定要做到各种动作均"慢、缓、轻"，切忌"快、急、重"。起床用"3个半分钟"起床法（详见第27页）。

5 排便忌用力

清晨是排便的最佳时机，但切忌过于用力造成血压猛升（详见第32页）。

6 早饭不过饱，饭后再晨练

早饭要保证营养，但不要吃得过饱。早饭后休息一会儿后再外出锻炼，且晨练时不宜做剧烈运动。

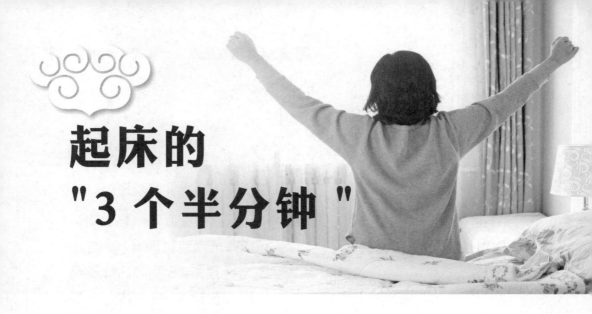

起床的
"3个半分钟"

对高血压患者来说，一举一动都不可掉以轻心。起床过快、过猛也是一个容易引发意外的危险因素。

人体体位的快速、剧烈变化会造成心脑血管供血不足而发生危险，再加上晨峰期血压处于高位，使起床这个体位变化很大的动作格外危险。所以，很多患有高血压的人都是在夜里起夜或清晨起床时发生脑卒中等脑血管意外。

高血压患者起床应采用"3个半分钟"起床法，或者叫"三步起床法"。这种方法符合"慢、缓、轻"的原则，能让身体对体位变化有一个适应和调整的过程，这样血压就不会有太大波动，避免出现脑血管意外。

冬季要特别注意保暖问题，可在床边伸手可及处放把椅子，把要穿的衣服放在上面。切忌因寒冷刺激使血压更高。

清晨起床时，可利用这个坐起时间测测血压。

高血压患者在其他时间起床（如午睡起床、半夜起床时）也应按此方法进行。

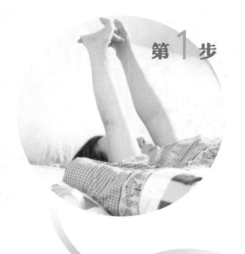

平躺半分钟

醒来后，不要急于起床，应先保持仰卧姿势半分钟。在此期间，活动一下四肢和头颈部，伸一下懒腰，使肢体肌肉和血管平滑肌恢复适当张力，以适应起床时的体位变化，避免引起头晕。

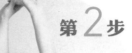

起坐半分钟

慢慢坐起，稍活动、伸展几次上肢，保持坐姿半分钟。此时可以饮一杯温开水，并服用降压药。

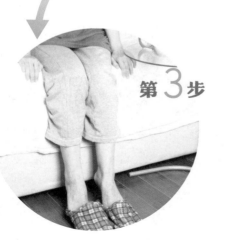

下床半分钟

双腿下垂着地，在床沿静坐半分钟，在此期间可以穿衣服（也可在此时喝水、服降压药），最后再穿上拖鞋，下床活动。

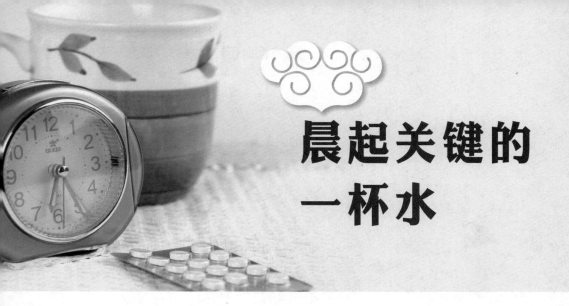

晨起关键的一杯水

经过一夜的睡眠，人体丢失了大量水分，清晨时常处于干渴状态，血液黏稠度较高，再加上晨峰时血压急剧升高，就更容易发生血液循环障碍。

高血压患者如果清晨起床后，能马上喝一杯温开水，既可以起到稀释血液、稳定血压的作用，还能促进排尿、通便，大大降低清晨发生脑血栓的危险。

建议高血压患者养成清晨喝一杯水的习惯，同时，配合吃降压药，对减少晨峰意外非常有益。

应该喝这样的水

- ✓ 白开水
- ✓ 蜂蜜水
- ✓ 30~40℃
- ✓ 空腹饮用

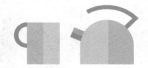

这些水不适合

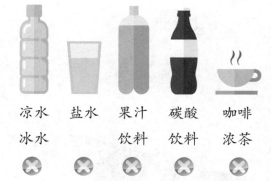

凉水冰水	盐水	果汁饮料	碳酸饮料	咖啡浓茶
✗	✗	✗	✗	✗

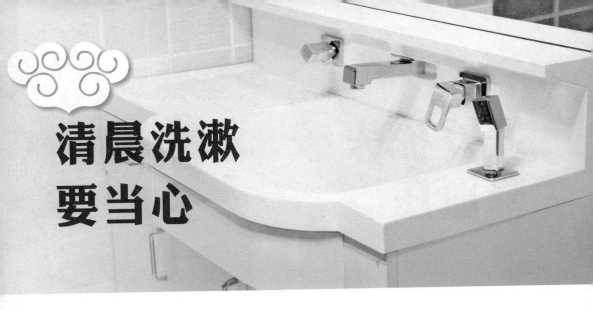

清晨洗漱
要当心

高血压患者意外发生最多的时间、地点，就是清晨时的卫生间，大多数都是在洗漱时发生脑卒中而摔倒。这一方面是由于清晨是血压的高峰时段，另一方面，洗漱时的冷热刺激也是一个重要诱因。

高血压患者最怕寒冷刺激，过冷的水会引起血管骤然收缩，使血压急剧升高，而冷热交替会使血压大幅波动。

所以，高血压患者在洗脸、漱口时注意要用温水，以30~40℃为宜。尤其在比较寒冷的季节，要尽量减少身体接触冷水的机会。

🔔 有些人有清晨洗头、洗澡再出门的习惯，这对于高血压患者来说不太合适，因为此时更容易发生意外。

🔔 如果一定要洗，就更要注意保暖及水温问题。首先，室内温度较低时，一定要打开浴霸暖灯，让室内足够温暖后再脱衣洗浴。其次，即便是炎热的夏季，睡醒后感觉汗多，想冲个澡，也不要用凉水冲凉，温水最为适宜。

🔔 洗头发后，一定要彻底吹干再出门，以免头部受风着凉，对脑血管造成不良的刺激。

好好梳头
降血压

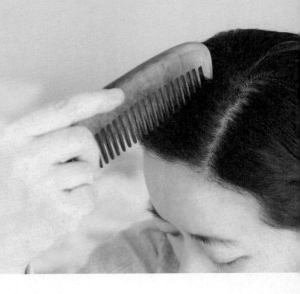

梳头可促进头部血液循环，起到疏通经脉、调畅气血、健脑提神、散风明目、防止头痛、缓解紧张、安定心神、养护头发的作用，对稳定血压，改善高血压、脑部血管硬化所致眩晕、头痛、失眠等症状均有较好的效果。

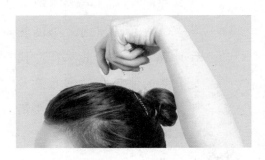

也可用带尖角的刮痧板代替梳子刮拭头皮。头顶正中的百会穴区域可重点刮拭和敲打，能畅通经脉，调和气血，改善头痛、眩晕。

🔔 用牛角梳或木质梳子，不要用容易起静电的塑料梳子，梳齿不要太尖利。

🔔 每天早晚各梳头一次，每次持续2~3分钟。梳齿要触及头皮，用力适中，以感觉到头皮发热、头部轻松为度。

🔔 从发际线向脑后、从太阳穴沿耳根反复梳理，头皮各部位及后颈均要梳到。不要反向梳。

🔔 用梳子尖部敲打头皮，尤其是头顶的百会穴可多敲打。也可用手指干梳头及敲打头部，降压效果也不错。

改善耳鸣
鸣天鼓

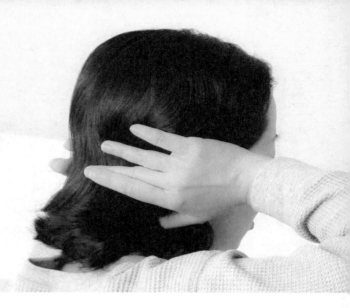

　　50%~80%的高血压患者会有耳鸣现象，持续不改善的话，会逐渐发展为耳聋，严重影响生活质量。

　　"鸣天鼓"是我国流传已久的一种自我按摩保健方法。晨起和睡前各做一次"鸣天鼓"，是改善高血压眩晕、耳鸣、头痛等症状的简易良方。

🔔　　"鸣天鼓"最早见于丘处机的《颐身集》："两手掩耳，即以第二指压中指上，用第二指弹脑后两骨做响声，谓之鸣天鼓（可去风池邪气）。"

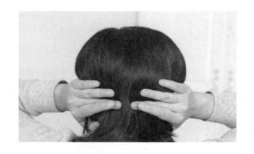

两手掌心搓热，紧按两耳外耳道。将食指压在中指上。

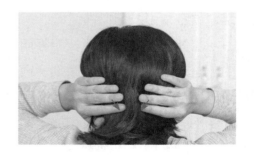

将食指用力滑下，重重叩击枕骨，如击鼓声震响。早晚各做一次，每次30下。

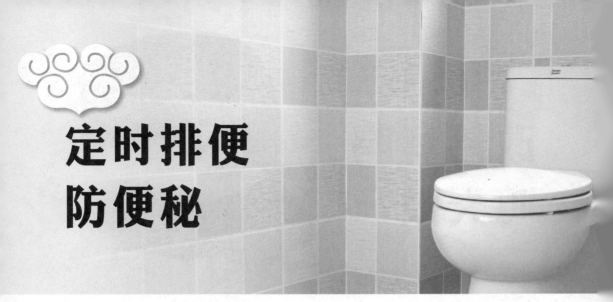

定时排便
防便秘

高血压者容易便秘

便秘现象在高血压人群中比较常见，尤其青睐老年高血压患者。

由于老年人本身气虚血亏、津干肠燥，胃肠功能逐渐退化，代谢能力下降，加上运动量不足，更容易引发习惯性便秘。

此外，高血压患者长期服用的一些降压药物，如利尿剂、钙离子拮抗剂、血管紧张素转换酶抑制剂等，也容易诱发和加重便秘。如服药后便秘问题较严重，应及时咨询医生，是否考虑更换其他种类的降压药。

排便慎用力

对于普通人而言，便秘并没有太大危险，但对于高血压人群而言，用力排便造成血压急剧升高、心率加快，是诱发心肌梗死、脑卒中等心脑血管危症的一大诱因，十分凶险。

有便秘问题的高血压患者，切忌在排便时用力过猛，以及长时间憋气，以免血压不稳引发意外。此外，长时间蹲坐后站起也容易发生危险。尤其是在血压"晨峰期"，老年人因排便而发生意外的现象十分常见。因此，切记"慢、缓、轻"的原则。

养成定时排便的习惯

早晨5~7点，人体大肠经活跃，此时排便会比较顺畅，最好养成清晨排便的习惯。不管有没有便意，或能不能排出，都去厕所蹲一会儿，长期坚持，形成条件反射，便可养成定时排便的好习惯。

有些便秘者因排便不畅，在马桶上一坐就是很久，心情越来越烦躁，头晕出虚汗，一站起来很容易晕倒。因此，排便时间不要太长，一时排不出来不要心急，先起来休息，等有了便意再去排便。一旦有便意时最好及时去排，不要因忙着做别的事憋回去。

🔔 清晨空腹喝一杯温水，对有便秘的高血压患者尤其有益，蜂蜜水润肠通便效果更佳，更适合老年便秘人。

🔔 排便不畅时，搓热双手，围绕肚脐，顺时针方向按摩肚子，有促进排便的作用。

选择降低危险的坐便器

老年及重度高血压患者应选择舒适安全的坐便器，尽量避免蹲坑排便。配备扶手可以帮助用力、避免摔倒，简单又实用。

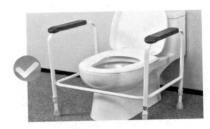

坐便器安全性较高，配备扶手架，最适合中重度高血压及老年高血压患者使用。

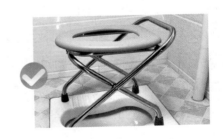

蹲坑在蹲下站起时体位变化过大，易引起头晕眼花、腿脚发麻而晕倒，最好搭配坐便折叠椅一起使用，避免长时间深蹲站起。

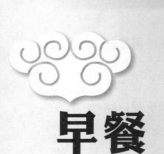

早餐
切勿吃过饱

普通人的早餐应该吃得比较饱，因为上午9~11点，是人体体能、心智达到高峰的时期，多在进行最为繁重艰难的工作，需要足够的血糖及营养支持。但对于高血压患者来说，饱食会增加心血管负担。再加上早餐时间正是血压"晨峰期"，进食过多、过饱，易造成心率加快，血压在原本就高的基础上再上一层楼！

因此，高血压患者早餐吃到八分饱即可。如果担心不到中午就饿了，可以在10点左右吃些点心、水果作为加餐，以保证血压、血糖都能保持平稳。

🔔 老年人早餐宜喝粥。粥比较温热软烂，易于消化，富含水分，一般不会吃得过饱。

🔔 上班族一定要重视早餐的营养，必须保证牛奶、鸡蛋等高蛋白食物。

🔔 早餐后不宜马上剧烈运动，最好休息30分钟后再外出锻炼。

🔔 如果是每天上班的人，没有饭后休息时间，则要避免饭后马上紧张赶路，应留出足够的出行时间，在路上尽量轻松行走。

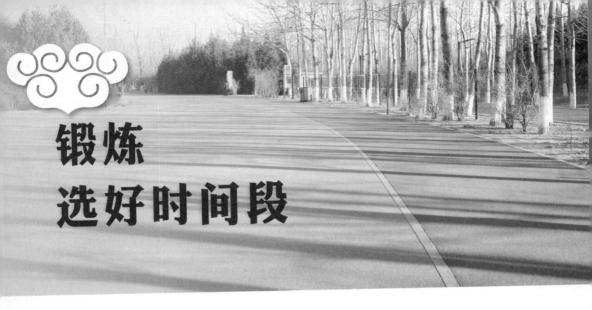

锻炼
选好时间段

不少老年人都有晨起锻炼的习惯。有些人常常天不亮就出门锻炼。其实，高血压患者最好不要在清晨进行室外锻炼。一方面清晨是人体血压高峰期，另一方面清晨的气温较低，寒冷刺激会促使血管收缩，加重高血压，甚至诱发脑卒中。此外，现代城市中，清晨的空气积存了大量的浊气和污染物，空气质量差，此时锻炼，身体容易受到浊气、寒气、雾霾的伤害。

尤其是冬天的清晨更不宜太早外出。《素问·四气调神大论》说，冬季养生要"早卧晚起，必待日光"，说的就是要等日出以后再起床并外出活动。因为日出前，大地阴气太盛，外出不利于蓄藏阳气。建议中老年高血压患者最好在早晨太阳出来后再起床，吃过早饭，待外界寒气渐退、稍有暖意时再外出运动、晒晒太阳。

高血压患者的最佳锻炼时间应在上午8~10点及下午2~4点。这两个时间段，正餐已消化了一阵子，人体精力充沛，各项机能处于比较好的状态，不易疲劳，运动量稍大一些也不易发生危险。

上午8~10点

下午2~4点

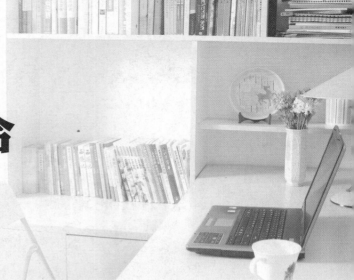

劳逸结合
不劳累

上班途中避免"挤、急、气"

上班者要注意出行的交通方式。公交、地铁是大城市出行的快捷工具，但在上下班的人流高峰期，拥挤程度可谓"惊心动魄"。中重度高血压患者最好远离这种拥挤嘈杂的场所，否则极易出现胸闷、头晕、头脑胀痛、心情烦躁等不适，容易与他人发生争吵，生气动怒，导致血压飙升。

上下班路途较近的宜步行或骑自行车，绿色环保，还能起到锻炼作用，不急不慌，心情也比较愉快，能保证血压平稳。

远途还是自驾车或乘坐出租车比较安全舒适。但均应留出足够的出行时间，早点出发，以免堵在路上，着急上火，紧张焦躁，使血压升高。

如果不是严格坐班的工作，则尽量避开上下班高峰出行。此时，乘坐公交、地铁是完全没有问题的，也符合绿色出行的理念，应该提倡。

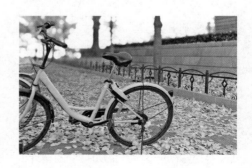

工作中途要休息

高血压患者在日常生活和工作中要注意劳逸结合，随时休息，避免连续工作、紧张劳累。

工作中不要长时间站立、蹲着，不要提重物、用力过度。

尽量保持平稳的心态，时刻提醒自己："少发脾气、少争吵、少生气、别着急。"

工作45~60分钟就要休息5~10分钟，尤其是久坐办公的人应该起来活动一下，做些伸展动作，特别活动一下头颈、手臂、腰腿，避免酸痛肿胀。

办公室里常常空气不佳，再加上长时间工作，就容易造成大脑缺氧、血压不稳。当出现疲惫乏力、胸闷头痛、头脑昏胀、眩晕耳鸣时，一定不要勉强支撑，赶快放下工作，开窗通风换气，尽量减少走动，找个沙发椅让身体平躺下来，平静地休息一会儿，等症状有所缓解后，再慢慢起来工作。

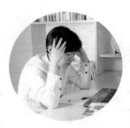

按摩头面

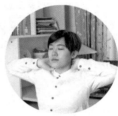

活动脖颈

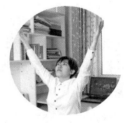

伸展手臂

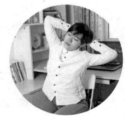

转动腰部

切忌工作劳累后去做大运动量的健身，这样更加重了心血管负担，甚至会发生意外猝死。

午餐营养
要全面

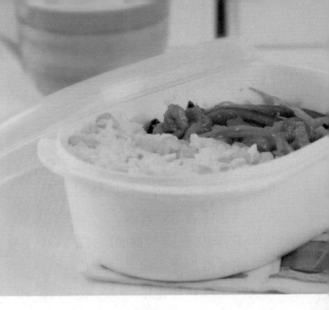

午餐要吃得好

中午是白天血压较低的时候，提示人体已经能量不足，需要加油、充电、好好休息了。

午餐要吃得好，这个"好"不是说一定要大鱼大肉，而是要营养齐全、种类丰富。

午餐在一日三餐中起着承上启下的作用。由于下午人体小肠的消化吸收能力较强，所以，午餐可以多吃些高蛋白、高营养的食物，如肉类、鸡蛋、豆类及豆制品，并合理搭配主食、蔬菜、水果。尽量做到餐桌上色彩多样、种类丰富、荤素相当、干稀适度。

🔔 午餐仍应以八分饱为原则，不可暴饮暴食。

🔔 午餐吃15~20分钟为宜。吃饭不能太快，要细嚼慢咽，这样可以延长咀嚼时间，增强饱腹感，不会因狼吞虎咽而吃到撑。

🔔 进餐时要心情平稳愉快，切勿生闷气、争吵、辩论、训人、想工作，不仅影响血压，还影响消化功能。

外出就餐莫太咸

高血压患者饮食中要少吃盐，一般自己在家做饭时都会比较注意，但现在上班族基本都是在外面吃午饭，这时，如何控盐就成了关键。

多数上班族的午餐在食堂或快餐店吃，也有很多人习惯点外卖。这些外食普遍口味比较重，油、盐、糖含量都比较高。所以，在选餐和食用时就要特别注意。

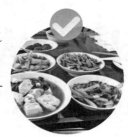

一定要有一道绿叶菜搭配，且是清炒、清汤或生食的。

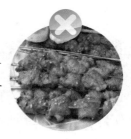

全是烧烤肉食，即便蔬菜也是腌渍过再蘸调料的。

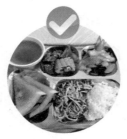

菜、饭分别盛放，根据菜的咸度少量拌饭。

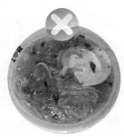

吃面条把汤喝光，汤中溶解了大量的油和盐，在口味上不易察觉。

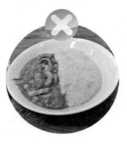

把浓重的芡汁全浇在饭上拌食，油、盐一定超标。

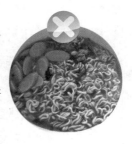

方便面配酱菜、火腿肠，高盐食品大集合。

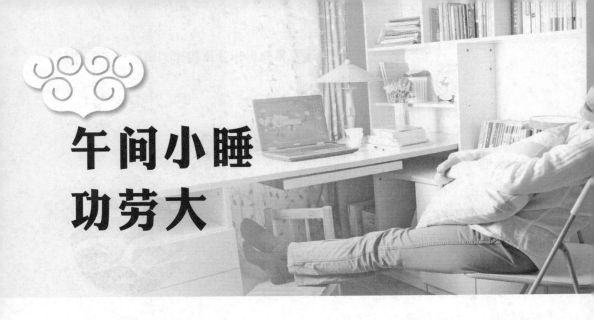

午间小睡功劳大

睡好午觉能养心

午时（中午11~13点）人体心经最旺，是养心的最佳时间。养成睡午觉的习惯，能显著降低高血压、心脏病等心脑血管疾病的发生率。

高血压患者本来就容易出现疲惫乏力、心烦气躁、头晕头痛、精神萎靡等症状，如果过度疲劳，更容易加重不适，诱发心血管意外。所以，要抓紧中午时间充分休息，缓解一下上午的疲劳。

午睡时心率降低，且人体在平躺状态下血压最低，睡1小时左右，即能有效缓解疲劳、稳定血压、调节情绪、安养心神，让一下午都体力充沛、更有精神。时间不够的话，小憩30分钟，也是有效的。

🔔 不少上班族吃完午饭，有聚众娱乐的习惯，如和同事们一起打牌、下棋、唱歌、打球等。其实，这个时间最好要保持安静，并不适合喧闹亢奋，尤其是比赛、竞争和容易引起精神紧张、激动、烦躁的活动。如遇到这样嘈杂的环境，高血压患者最好远离。

午觉应该怎么睡

睡午觉最好平躺，这样可以让大脑和肝脏得到血液，并减轻心脏负担，有利于大脑、心脏养护。平躺也可以缓解一上午腰背、肩颈的疲劳酸痛，缓解久坐导致的下肢肿胀。

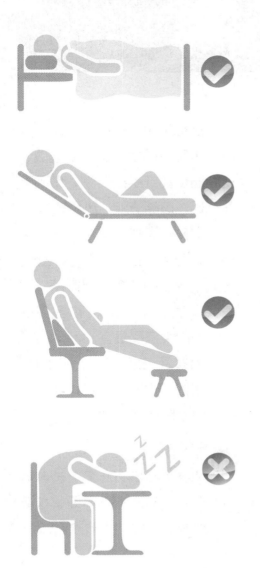

老年高血压患者阳气比较虚弱，抗疲劳能力差，心、脑都有不同程度的虚衰，睡好午觉的保健意义更大。尽量上床睡1~2小时。

需要上班工作的中青年人，中午可以找个沙发小睡。没有条件平躺下来的，可在办公室准备一张折叠躺椅，中午找个安静的地方，半卧小睡一会儿。一般上班族受工作时间的限制，睡30~60分钟即可。

没有躺椅的话，可以仰坐在椅子或沙发上闭目养神，保持"入静"的状态，脚下放个小凳子，把腿抬高休息。

千万不要伏案睡觉，这个姿势会减少头部供血，加重头昏、眼花、乏力、胸闷、烦躁等缺血、缺氧症状，还容易流口水、做噩梦。

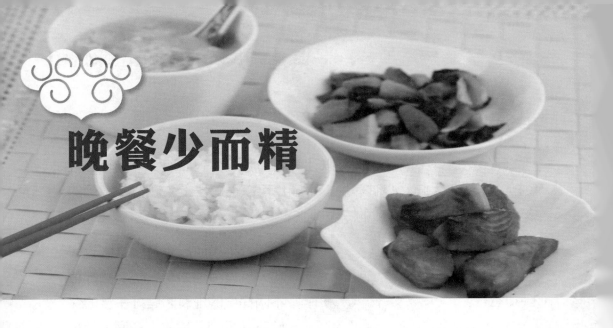

晚餐少而精

晚餐是家庭最为重视的一顿饭，它既是全家人的团聚时刻，又是对一天辛苦工作的犒劳，所以常常最为丰盛。

而实际上，晚餐应该是一日三餐中吃得最少的。晚餐后的体力活动较少，人体机能逐渐下降，并进入休眠状态，消耗能量的水平下降。如果晚餐吃了过多肥甘油腻的食物或吃得过饱，会加重消化系统及心血管的负担，引起肠胃积滞、腹胀、内热、失眠、心慌。肥胖、高血压、高血脂、糖尿病等代谢障碍性疾病患者尤其要控制晚餐的进食量。

晚餐应营养均衡、荤素搭配、重质不重量。多吃高蛋白、低脂肪、高纤维的食物，做到营养充足、口味清淡、热量较低。

主食可添加一些粗杂粮；肉类多吃瘦肉、鱼虾海鲜等，少吃肥腻、厚重的肉食；绿叶菜、根茎类蔬菜、菌菇类食物多多益善，与肉类搭配最宜。

晚餐还应多吃易消化的食物，多饮汤水，以促进排毒、排尿，对预防肾病有益。

晚餐少吃容易胀气、泛酸的食物，如豆类、红薯、碳酸饮料、咖啡、牛奶等。

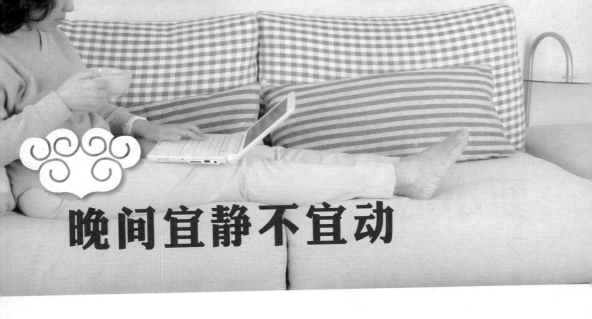

晚间宜静不宜动

"饭后百步走，活到九十九"，晚餐后散步是很好的养生习惯，可以缓解腹部胀满及腿脚肿胀，并能放松心情、控制体重、提高晚间睡眠质量。

但应注意，这时最好是身心放松地缓慢行走，不要采取健走、甚至夜跑等方式来锻炼。

因为此时大地阳气渐退，阴气渐重，人体的阳气趋于收敛，血压下降，人体也应由动转静，已不适合进行太过剧烈、激发阳气的运动。而散步活动量不大，比较温和，餐后缓行15分钟左右，既可达到保健效果，又不会打乱血压正常的波动规律。

晚上6点以后，人体的血压就从高峰值逐渐下降，意味着人体进入休养时间。此时最宜安养心神，降心火，除烦躁，让身体和大脑都平静稳定下来，为夜晚的睡眠做好准备。

高血压患者可以从事一些轻松愉快的活动，如看电视、听音乐、上网娱乐、闲谈、轻体力家务、瑜伽、按摩等，让紧绷一天的神经逐渐松弛，缓解身心疲劳。

晚间娱乐要有所节制，不要太过紧张刺激，以免引起精神亢奋，影响血压和睡眠。

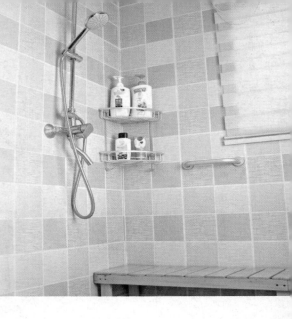

晚间洗浴
要小心

　　有条件者应每晚淋浴一次，除了起到清洁作用，还能畅通血脉和经络，有助于气血畅达、缓解疲劳、促进睡眠。但洗浴体力消耗较大，且冷热刺激大、空气不通畅、相对缺氧，容易引起眩晕、胸闷、呼吸急促、心跳加快甚至心绞痛等意外的发生。所以，洗浴对于老年心血管病人来说，是一件有一定风险的事情，必须小心应对。

多淋浴，少泡澡

　　中重度高血压患者在洗浴时应尽量采用淋浴的方式，减少泡澡、盆浴等方式。

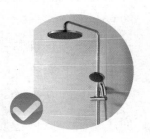

　　如果一定要泡澡的话，也要选用较浅的浴缸，水不要没过心脏位置。因为热水泡浴会增加体力消耗，水压会加重心脏负担，再加上卫生间往往狭小密闭，长时间热气熏蒸，空气更加闷热缺氧，会加重眩晕、胸闷感，容易出现站起摔倒的意外。另外，浴缸内外比较湿滑，又有一定的高度，老年人腿脚不便，在进出浴缸时也很容易滑倒摔跤，十分危险。

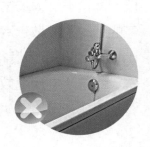

晚间气温较低，人体阳气收藏，阴气渐重，体温下降，耐寒能力及免疫力均有所降低。此时洗漱要用40℃左右的温水，过凉、过热均不宜。

水温过高会增大体力消耗，汗出过多，易出现头晕、胸闷、疲乏等不适。水温过低，则会对血管造成寒冷刺激，血管急剧收缩，血压骤升，诱发心血管意外。水温不稳定、忽冷忽热，则血压大幅波动，更为不利。

即便是在夏天，高血压患者也不要直接用凉水冲澡。

老年高血压者如何洗澡

老年高血压患者洗澡不要太频繁，淋浴最宜。高龄老人及重度高血压患者最好有家人在场护理，避免一个人洗浴发生危险。若洗澡时感到头晕、心慌，应立即停止洗浴，注意保暖，及时转移到通风处。

身体虚弱、病情较重者洗澡时应避免弯腰、低头的姿势，最好坐在能漏水的高凳上冲淋。洗澡凳以不冰凉的木质材料为佳。

🔔 即使是用温水淋浴，时间也不能过长。应控制在15~20分钟，不能超过30分钟。

🔔 卫生间比较湿滑，进出淋浴间或浴缸时一定要缓慢、平稳，最好穿上带漏水网眼的防滑浴室拖鞋，以免摔倒。

🔔 运动、饱餐和饮酒后，均不宜马上洗澡。

🔔 浴室要保证温度舒适和通风。浴后要擦干身体和头发，穿好衣服，避免着凉。

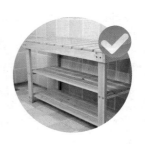

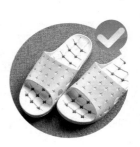

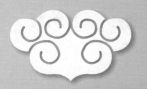
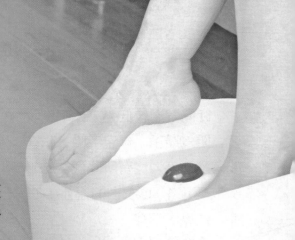

睡前泡脚
加足底按摩

睡前泡脚，活血消肿

"寒从脚下起，脚暖全身暖。"用热水泡脚是我国传统的保健方法，四季皆宜。

每晚临睡前泡泡脚，可以使人体足底反射区得到良性刺激，起到温煦阳气、活化气血、消除疲劳、促进睡眠、祛病强身的作用。

对高血压患者来说，热水泡脚能让血管舒张，改善肢体末梢血液循环，稳定血压，缓解气血瘀滞、头痛肿胀、烦躁、失眠等不适。

高血压患者常有血液循环障碍，水液代谢能力也较差，到了晚间，腿脚浮肿问题比较严重。尤其是高血压已经引起心脏及肾功能受损者，多有明显的脚肿现象。这类患者睡前泡脚，有助于改善全身的循环及代谢，缓解脚肿症状。

高血压患者泡脚时，可适当添加菊花、桑叶、桑枝等中药材。一般取20~30克药材，煎煮取药汁，倒入泡脚盆内，加热水泡脚，有一定的辅助降压效果。

泡脚后做个足部按摩

足部是脾经、肾经、肝经这3条经络的起始部位，同时还是胃经、膀胱经、胆经这3条经络的终端部位，也就是说，足部连通着人体的6条经络。

晚间21~23点（亥时）人体三焦经旺盛，百脉畅通。泡完脚后，坐在沙发或床上，活动活动脚踝、脚趾，按摩一下足底穴位（详见第179~180页），能起到活化气血、畅通经络、保养脏腑、防病强身的作用，还有助于改善高血压引起的脚肿问题。

🔔 泡脚水温控制在40℃左右为宜，不要太高。

🔔 每次泡脚时间以15~20分钟为宜。

🔔 宜用木桶泡脚，凉了不断加热水。也可以用电子足浴盆，能调节和保持恒定的温度，更方便些。

🔔 泡脚的水量不宜太少，至少要没过脚踝，能泡到小腿肚更好。

🔔 泡脚以微微出汗为度，切忌泡得大汗淋漓。

🔔 泡脚后一定要用毛巾擦干，夜间湿着脚最容易着凉。

🔔 急性感染性疾病、出血性疾病患者及有新的破损伤口者，均不宜泡脚。

🔔 高血压兼有糖尿病者更要控制好水温，以免烫伤脚部，诱发或加重糖尿病足。

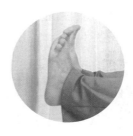

转动脚踝

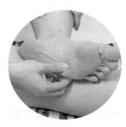

按摩足底

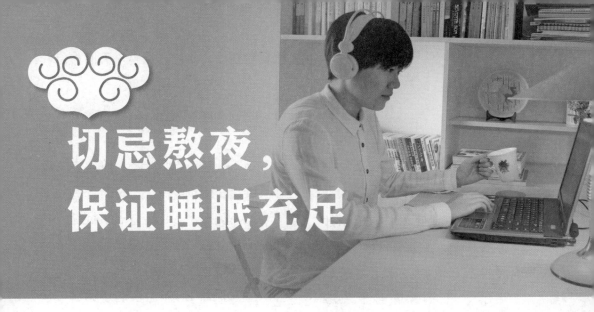

切忌熬夜，保证睡眠充足

熬夜是大忌

睡眠不佳是高血压患者的常见症状，而睡眠越不好，血压就越容易高。血压和睡眠互为因果、恶性循环。所以，要想让血压平稳，必须要保证良好的睡眠。高血压患者每天要保证7~8小时的睡眠时间，老年人可减少到6~7小时。但不论年龄，都一定要在晚上11点之前睡觉。

熬夜是养生大忌。夜间11点至3点，正是人体胆经、肝经排毒修养的时间，此时睡眠质量高，有利于滋养阴血。而这段时间熬夜不睡，最为耗伤阴血，会加重高血压患者阴虚状况，造成虚火上升或阳气损伤，不仅血压不容易控制，头脑胀痛、眩晕眼花、倦怠烦躁现象更明显，还会引起面色黯沉、瘀斑、黑眼圈、眼胞浮肿、脑力减退等问题。

入睡前应先上床静坐休息一会儿，让身心"入静"，进入放松、平稳的状态，尽量保持心情舒畅，可安定心神、促进入睡、提高睡眠质量。易失眠者应注意培养良好的生活习惯，好睡眠就是最好的降压保健药。

最好不上闹钟，睡到自然醒。形成规律后，人体会按照自己的生物钟来自然唤醒。

睡前不宜这样做

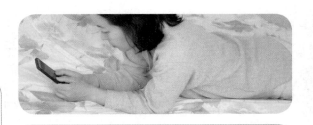

不宜饱食

有些人有吃夜宵的习惯，要注意不可吃得过饱，尤其不要吃高热量或刺激性的食物，否则易造成腹胀不适，影响睡眠质量。如果常常失眠，可喝一小杯温热的牛奶，对促进睡眠有益，不宜喝咖啡、浓茶、烈酒等饮品。

不宜忧思

夜深人静时最易忧思，如思念故人、担忧未来、回想各种不愉快的事，容易造成辗转难眠、多梦易醒。所以，睡前一定要放空思绪，使内心安静，心神收敛，才能提高睡眠质量。切忌胡思乱想，劳神乱心。

不宜用眼、用脑过度

睡前半小时一定要避免过度用眼、用脑。如加班工作、钻研难题、不停地刷手机等，都会造成大脑过度兴奋而无法入睡。要知道，休息好才能更好地工作，熬夜赶工还不如早点睡，第二天早点起来工作效率更高。

不宜过度娱乐

晚间适当娱乐能放松头脑、愉悦心情，有利于稳定血压。但高血压患者有容易疲劳、适应性差、情绪容易激动的特点，尤其是入睡前半小时，要让心情逐渐平静，不宜受刺激。如看紧张、恐怖或催泪的节目、玩刺激的电脑游戏、打牌、跳舞、看体育比赛等，都应避免。注意稳定情绪，切勿过于激动而影响睡眠。

优化睡眠环境

良好的卧室环境可以促进睡眠，经常失眠者要引起重视。

> 卧室要清洁，安静，防风保暖，温度、湿度适中，避免寒冷或燥热。睡前至少开窗通风30分钟，以保障空气清新。

> 床铺要舒适，软硬、高低适中。被褥要温暖轻柔，不要太沉、太厚，枕头不要太高或太矮。

> 入睡最好穿着宽松的纯棉睡衣，不要穿紧身或容易起静电的衣服。

> 床头准备好一个保温杯的热水和第二天早晨要吃的降压药，方便半夜及第二天清晨喝水。

最佳睡眠姿势

睡眠姿势本没有一定之规，只要舒适放松、睡得香甜即可。但对于经常失眠及有心血管疾病者来说，睡觉姿势也有讲究。

最好的睡眠姿势是右侧卧位、头高脚低、双腿稍曲。这个姿势让全身肌肉放松，脊椎自然弯曲，呼吸通畅，供氧充足，减轻呼吸困难、打鼾等症状，并对心脏的压力最小，有利于心血回流，可减少夜间心绞痛的发生。

如有脚肿者，可在脚下垫个小枕头，抬高脚部睡觉。

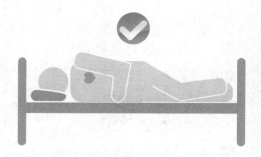

睡觉时手不要压迫胸部，更不要用被子蒙头，否则容易加重缺氧、胸闷、心悸、多梦、打鼾等症状。

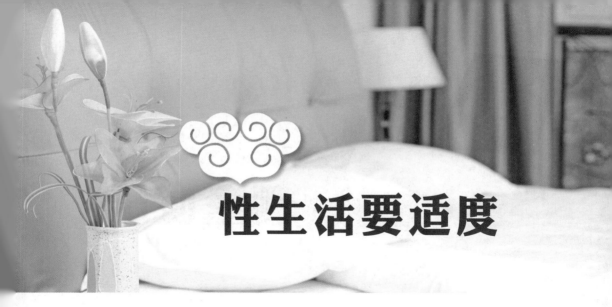

性生活要适度

性生活消耗能量较大，还会引起高度兴奋和紧张，使血压发生剧烈变化。性高潮时所带来的冲动，对神经系统和心肺都是很大的负担。血压骤升可能会导致心脑血管破裂，发生中风、心肌梗死等意外。因此，高血压患者要根据病情调节性生活，多加小心，不要过度。

🔔 性高潮时，男性心率可达180次/分，高压可升高40~100mmHg，低压升高20~60mmHg，女性升高幅度稍低一些。所以，男性高血压患者的危险性更大。

🔔 有些服用降压药者会出现勃起功能障碍（ED），停药3~6个月多能恢复。如有此情况可咨询医生，换降压药的品种。

轻度（1级）高血压患者，适当节制即可，一般每1~2周1次为宜。避免过于激烈、时间过久，切忌酒后、饱食后性交。

中度（2级）高血压患者，在药物保护下可进行性生活，以每2~4周1次为宜。性生活之前可先服1片降压药。避免过于激烈及时间过久，如果出现头痛、头晕、心慌、气喘等症状应立即停止。

重度（3级）高血压患者已有较重的心、脑、肾等并发症，最好停止性生活。

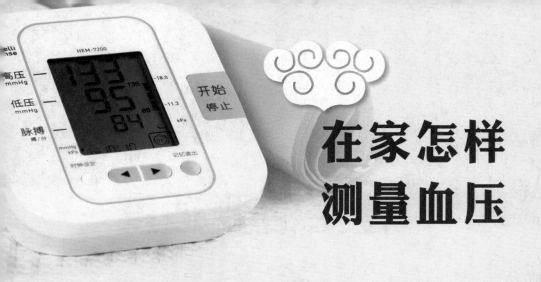

在家怎样测量血压

选择方便自测的血压计

血压计有水银式血压计、电子血压计（又分臂式、腕式两种）。从方便性、易用性和准确性等方面综合考虑，家庭自测血压建议使用经国际认证的臂式电子血压计，这也是我国官方发布的《中国高血压防治指南》中的建议。

血压计品牌及种类繁多，在购买时，应注意选择经过国际认证的合格产品。

水银式血压计在医院普遍使用，测量准确度高，但需要一定的操作及听诊技巧，一个人在家里很难完成自测，还要麻烦他人，不够方便，也不容易长期坚持。

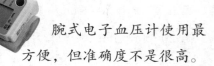

腕式电子血压计使用最方便，但准确度不是很高。

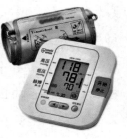

👍 臂式电子血压计在方便性及准确性方面均比较好，是最佳选择。

自测血压的基本要求

1. 测量血压前半小时内，不要吸烟，不要喝咖啡、浓茶，在安静的环境中至少休息5分钟以上。如运动后则必须休息30分钟再开始测量。

2. 身体放松，坐在椅子上，背部自然挺直，测血压时不要讲话，不要活动肢体，应保持安静。

3. 测血压时，手肘部不能离开桌面，手心要自然朝上，手部不可翘起或用力握紧。袖带应与心脏保持在同一水平位置。

4. 袖带下缘应距肘窝1~2厘米，标记布置于手臂内侧，空气管正对着手掌的中指。袖带应松紧适度，以能插入两根手指为宜。袖带不可绑在衣袖外。

↕ 1~2厘米

以臂式电子血压计为例

🔔 每次测血压也要注意心率情况。高血压患者心率高于80次/分时，心血管意外的发生率显著提高。

🔔 不少人在医院测血压会偏高，这被称为"白大褂高血压"，为心理紧张所致，在家自测血压会相对更准确些。

🔔 每次连续测2回，取平均值比较准确。

53

这样测出的血压是不准的

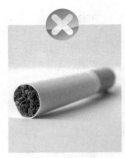 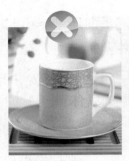 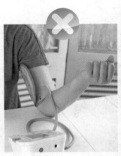 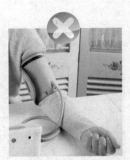

抽烟、喝酒之后半小时内　　咖啡、浓茶饮后半小时内　　手部翘起未放平　　隔着厚衣服测量

自测血压的时间和频率

在观察、开始用药或调整用药的治疗阶段，需要加强血压自我监测。一般应连续监测2周，每天至少4次（以下时间），并认真记录。

早晨(6~8点)　　中午(12~14点)　　下午(16~18点)　　晚上(20~22点)

如果血压已经得到良好控制，处于稳定阶段，每周自测血压1天（早晚各测1次）即可，不必频繁测血压，造成不必要的紧张。

如血压未得到有效控制，或血压波动较大时，则建议每天早晚各测1次，或每周自测几次。

叁

不同季节，不同的控压对策

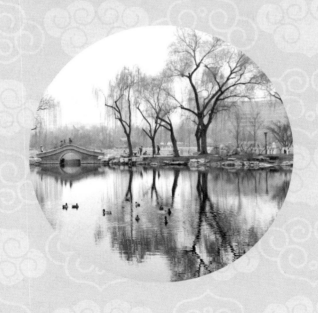

春季肝火旺，血压易飙升

春季宜养肝

春在五行中属木，与肝相通应。所以，春季要注意养肝，避免肝阳上亢或肝气郁结，这对控制高血压起着关键作用。

春季大地回暖，万物生发，人的肝气旺盛，活动增加，机能活跃，精神振奋。但高血压患者也容易加重肝阳上亢的问题，导致出现急躁易怒、眩晕头痛、目赤耳鸣、心烦失眠等症状。肝气如果疏导不利，还容易郁滞，而容易出现困乏、郁闷、血脉瘀阻的现象。所以，春季要注意滋养肝血，疏泄肝气，平抑肝火。

春季是高血压高发期

春季风邪盛，人体易被风邪所伤，再加上春季气温不稳定、乍暖还寒，反复的冷热交替变化对血管有不良刺激，使血压上升，且波动幅度加大。因此，春季是高血压等心血管疾病的高发期和敏感期，特别是三四月份，高血压、眼底出血及心肌梗死、脑卒中的发病率均相当高。

有些高血压患者平时血压比较稳定，一到春季就控制不好，常出现胸闷、头痛等不适症状，自测血压居高不下。此时可咨询医生调整用药，以适应不同季节的降压需求，预防意外发生。

春季的稳压对策

慢脱衣，防风邪

俗话说"春捂秋冻"，春季经常有"倒春寒"发生，温度起伏不定，早晚温差较大。高血压患者要注意防寒保暖，千万不要急于脱掉冬装，早早换上轻薄的春装，尤其要注意头部、腰部、背部、脚部的保暖，以免冷空气刺激，诱发或加重病情。

春季多风，在穿衣时要选择能抗风、质地紧密厚实的外套，如风衣、绒衣等，以免风邪侵入人体。春季外出郊游踏青时，更要小心风寒邪气。

帽子、围巾可以换成薄一些的，但最好不要全摘掉，要特别注意头部和脖子不要受风寒。

劳逸结合，注意休息

"一年之计在于春"，特别是中青年人，春季要为一年的工作打基础，最为忙碌、劳累，常常会加班熬夜、紧张焦虑。老年人则由于天气回暖而外出活动量增加，也容易出现体力消耗过大的现象。

劳累是诱发血压升高的重要因素，因此，高血压者尤应注意不要超负荷工作、劳动，保证每天睡眠充足，适当休息。

春季黑夜变短，人的睡眠时间也减少了，睡眠不足或睡眠质量差者要增加午睡时间，以养护阳气，缓解春困，稳定血压。

心情愉悦血压稳

《素问·四气调神大论》中说，春三月应"生而勿杀，予而勿夺，赏而勿罚，此春气之应，养生之道也。"即春季要多养护，少杀伐；多施予，少争夺；多奖励，少惩罚。这是适应春季时令、保养生发之气的方法。

高血压患者在春季要注意稳定情绪。对他人多宽容，少苛责，减少矛盾争端，减少躁怒郁闷，减轻心理负担。不要整天宅在家里，多外出踏青游玩、赏花观景，置身于春色中，感受大地的盎然生机，能令人心情舒畅，消除郁闷、烦恼。精神轻松愉快了，人体的血压也自然会平稳下来。

适度运动好处多

春季气温升高了，非常适合户外运动。高血压患者在春天坚持户外锻炼，可改善机体代谢，强化心血管功能，畅通血脉，化解瘀滞，调节心情，从而使血压更平稳。适度发汗还能发散风热邪气，增强人体免疫力，缓解头痛，预防感冒。

春季运动应根据体力状况而定，如散步、划船、外出踏青游玩等均宜。注意不要运动量太大，以自感身体不劳累、微微发汗、心情愉快、不大口喘息为适度。中重度高血压者如感到心率过快、胸闷不适，应立即停下休息，不可勉强运动。

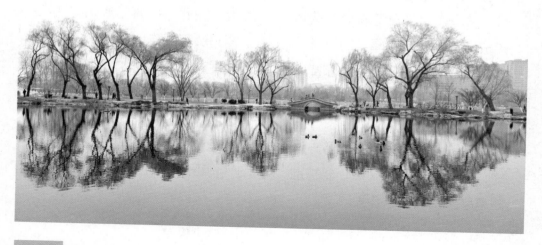

饮食重在养肝排毒

春季饮食应多养肝补血、清热排毒，以改善全身气血运行状况，消除瘀滞。

多吃春季新生长出来的根茎、绿叶、芽苗类蔬菜，非常有利于养肝补血、清热除烦、降压降脂、通便排毒、祛风防病。

春季宜吃的食物有：芹菜、菠菜、韭菜、豌豆苗、香椿、苋菜、荠菜、芦笋、春笋、生菜、油麦菜、西蓝花、山药、荞麦、萝卜、胡萝卜、樱桃、大葱等。

春季宜清淡饮食，不宜肥甘厚味，以免阻滞肠胃，酿生痰热。也不宜食温热类食物及辛辣类调味品，以免助热动火，引发肝阳上亢。

春饮花茶散风解郁

高血压者春季可以多喝些花草茶。花草本身具有升扬发散的特性，可疏肝解郁、稳定情绪、祛除风邪，从而起到平稳血压的作用。如配合春季新下的茶叶，清热降压、提神醒脑的效果更好。

以下材料适合高血压患者春季泡饮。

菊花：清肝明目，疏风降压。

 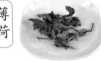

薄荷：提神醒脑，宽胸解郁，发汗解表。

桑叶：祛风清热，凉血明目，止头痛发热。

 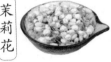

茉莉花：平肝解郁，理气和中，芳香驱邪。

金银花：清热解毒，消炎杀菌。

玫瑰花：疏肝理气，和血散瘀，改善情绪。

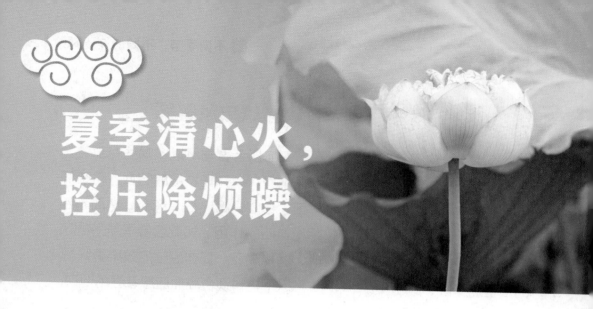

夏季清心火，
控压除烦躁

夏季宜清心

夏季在五行中属火，与心相通应。夏季气温高，血管舒张，血流比较畅通，人体血压与冬季相比自然降低，对高血压患者是有利的。

但夏季过于炎热、出汗过多时容易加重阴虚，使人心火旺盛，出现心烦、燥渴、失眠、胸闷、头痛等症状。如果再有潮湿多雨、闷热难耐的情况，则易诱发血栓等心血管意外。

所以，高血压患者夏季应注意多补水、清心火、安心神，平安度过炎夏。

适当调整降压药

由于夏季血压整体偏低，所以，最好能根据血压情况调整降压药的品种或减少用量，以免出现降压力度过大甚至低血压的情况。

一方面，要尽量选用长效、缓释的降压药，夏季血压容易有起伏，长效药物对保持血压平稳非常有利。另一方面，要适当少用利尿剂，以防加重电解质的不平衡，尤其是低血钾现象。

调整用药一定要以医生的指导为准，切勿自行决定，甚至干脆停药，这样极易引起血压的"报复性反弹"。

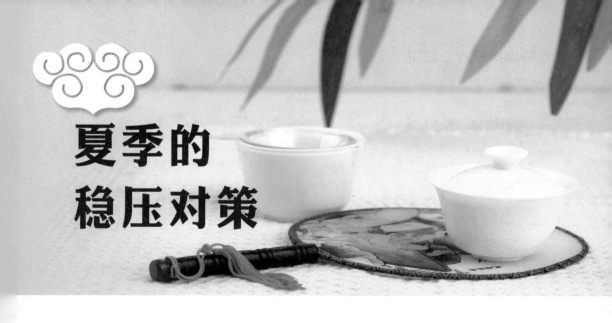

夏季的稳压对策

出汗较多时注意补水

高血压患者在夏季要多饮水，尤其是暑热难耐、出汗较多、口干烦渴时，一定要及时补充水分。

人体出汗过多，会造成血容量减少、血液黏稠度增高、血压忽高忽低，容易引发脑血栓。

从中医角度看，出汗过多使人体津液损耗而导致阴虚火旺，本就心肝火旺的高血压患者更会加重病情。所以，缺水不仅是口渴的问题，而且对人体循环及代谢功能都有直接影响。

以下这些补水方法最宜夏季高血压患者。

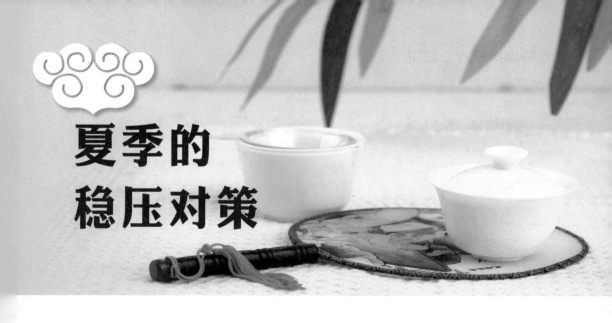 凉白开：补水以凉白开为最佳，过热会加重出汗，过冷或冰水会损伤肠胃，均不宜。

淡盐水：此时不必谈盐色变，如果天气实在太热，出现大汗淋漓的情况，可喝些淡盐水，以维持体内电解质平衡。

茶水：夏日饮茶，特别是绿茶有利于清热解暑、除湿利尿、提神醒脑、除烦安神、降压降脂。

汤水：在日常饮食中多喝祛暑利湿的汤水，如绿豆汤、冬瓜汤等，对降压非常有利。

新鲜水果：多吃西瓜、葡萄、番茄、梨等多汁水果，也是补水、利尿、降压的好方法。

空调温差勿过大

夏季在温度及湿度过高时都可以开空调，但空调温度不宜太低，以27~30℃为宜，28℃最佳，不要低于25℃。室内外温差不要超过8℃。

如果过于贪凉，室内外温差过大的话，进出房间会一冷一热，刺激血管突然舒张或收缩，导致血压波动过大。如果出汗多时马上吹空调，还容易着凉感冒而引起头痛。

室内湿度也应重视，外界湿度太大时，人体会感觉憋闷缺氧，易发生心血管意外。此时，可打开空调的除湿功能，室内最宜湿度为40%~70%，夏季也不要超过75%。

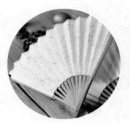 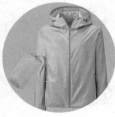

减少运动多静养

肝火上炎型的高血压患者，夏季不宜运动太多，应以静养为主。这类人群本身肝火偏旺，阳气易于升动，夏季白天的气温高，若活动过多，更加剧了这种"阳亢"之势。

此外，运动出汗过多也会损耗阴液，加重内热火旺，引起血压波动，时高时低，难以控制。

所以，此类高血压患者应以安静调养为主，可多在安静凉爽处静坐，"心静自然凉"，身静、心静，不仅温度能下降，血压也能稳定下来。

🔔 随身带上一把折扇，这个"人工空调"是调节体温、安神除烦的利器。

🔔 外出带上一件长袖外套，公交车、地铁、商场或办公室内空调都比较冷，应及时脱穿衣服，以免忽冷忽热刺激血压波动。

🔔 切勿运动出汗后马上冲凉水澡，否则易引发心血管意外。

夏季不要过度控盐

高血压患者饮食应该控制盐的摄入，但也要因时而异，切莫太过教条。在炎热的夏季，没有必要坚守"控盐"阵地。如果天气太热、出汗较多时，适当增加盐的摄入是有益的。否则，人体盐分随汗液流失过多，易出现电解质失衡而造成倦怠乏力、中暑、脱水等现象，同样非常危险。

切忌贪凉饮冷

夏季人体脾胃功能减弱，食欲偏低，暑湿又最伤脾，所以，夏季要特别注重养护脾胃。

即便天气炎热，也要以常温饮食为主，切勿为了畅快而贪凉饮冷，尤其是刚从冰箱里取出的食物，如冰镇西瓜、冰淇淋等，不宜多吃。

一方面，过度冷食会损伤脾阳而出现腹痛、腹泻等脾胃病证；另一方面，过冷饮食也会刺激血管，造成血压起伏，对稳定血压不利。

夏季多吃这些食物

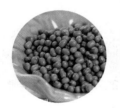 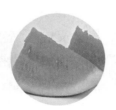 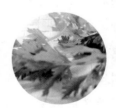 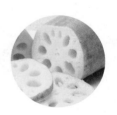

清热解毒、降火降压的食物：如苦瓜、丝瓜、黄瓜、绿豆、海带等。

利尿除湿、消肿排毒的食物：如冬瓜、西瓜、红豆、薏米、苋菜等。

生津止渴、除烦安神的食物：如芹菜、西瓜、甘蔗、葡萄、莲子等。

健脾养胃的食物：如鸭肉、鱼肉、山药、扁豆、红豆、莲藕、牛奶等。

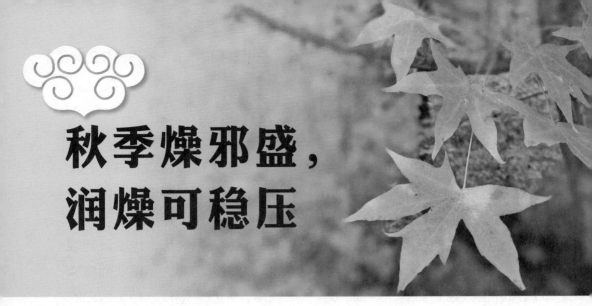

秋季燥邪盛，
润燥可稳压

秋季宜润燥

秋季在五行中属金，与肺相通应。秋季是万物成熟的季节，此时阳气开始收敛，阴气渐长，气候干燥。对高血压患者来说，很多人有阴虚的状况，再加上秋燥，口干口渴、烦躁、皮肤干痒等症状会有所加重。

秋季燥邪最易伤肺，会使人体免疫力降低，引起咽干肿痛、咳嗽、感冒等呼吸系统疾病，高血压者还易出现流鼻血等出血现象。所以，秋季重点要滋阴润燥、养肺生津，不仅能保护呼吸系统、防止燥咳，还能起到稳定血压的作用。

深秋易发病，
用药再调整

进入秋季后，人体血压从夏季的低缓状态逐渐升高。尤其是到了比较寒冷的深秋时节，气温偏低、昼夜温差大，人体受到寒冷刺激后，会导致血管收缩加剧。又由于气候干燥，人体缺水而使血容量不足、血液黏稠度增高，因此，深秋时高血压患者易出现心脑血管意外。

夏季因血压偏低而调整、减少了用药的高血压患者，此时要再度调整回来，以适应秋冬季节血压偏高的状态。另外，不要在秋季停服改善心脑血管的药物。

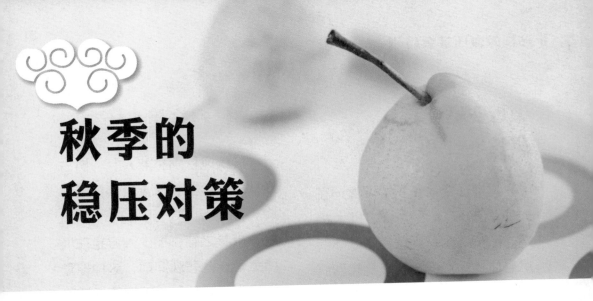

秋季的
稳压对策

小心流鼻血

高血压引起的鼻出血，约占鼻出血患者的40%。高血压患者鼻出血则预示着血压不稳定，要引起高度警惕，这往往也是中风的一种征兆。

秋季气候干燥，鼻腔黏膜也偏干燥、脆弱，如果此时血压偏高，又有外力刺激，如揉鼻子、挖鼻孔等，很容易引起鼻出血，尤其是中老年高血压患者，秋季鼻出血较为多发。

如果出现了流鼻血的情况，一定不要大意，应认真监测血压，最好能及时咨询医生，调整用药，使血压保持稳定。

秋凉不宜"冻"

"春捂秋冻"这个词对高血压患者来说只说对了一半，"春捂"是必需的，而"秋冻"却不宜。高血压患者最忌寒凉，过低的温度会使血管急剧收缩、血压快速升高而发生心脑血管意外。

因此，高血压患者外出登山、郊游、早晚出门锻炼时，尤其要注意御寒保暖，及时添加衣物。最好能随身带一件轻羽绒服或马甲，护住心肺部位。

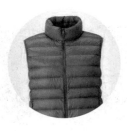

锻炼要适度，赏秋少登山

高血压患者在秋季温度适宜时应增加户外活动，如打太极拳、散步、赏秋观景等，既能锻炼身体、愉悦身心，又能起到调节血压的作用。

但运动、锻炼、游玩均要适度、适量，不宜进行剧烈运动，如跑步、登山等，避免过于劳累，否则容易使血压骤然升高，引发脑出血。深秋有登高赏秋、观看红叶的习俗，老年高血压患者应量力而行，切勿勉强登山。

此外，秋季早晚温差大，尤其是气温突降的时候，老年高血压患者最好暂停锻炼，减少早晚外出，等午后阳光温暖时再外出为宜。

调整情绪莫"悲秋"

"秋风秋雨愁煞人""自古逢秋悲寂寥"，秋天气候日渐寒冷，草木凋零，天地有一种肃杀、萧瑟之感，不少人容易在情绪上有一些悲观抑郁，这种现象被称为"悲秋"。而情绪的不稳定会给心血管带来很大的压力，高血压患者应注意调节。

情绪不佳时可通过增加运动、多外出游玩、观赏秋日美景来改善。"霜叶红于二月花""落霞与孤鹜齐飞，秋水共长天一色""看万山红遍，层林尽染，万类霜天竞自由"，多看到美好的一面，换一个角度，换一种心情，天高云淡，心胸开阔，好情绪就是秋季降压良药。

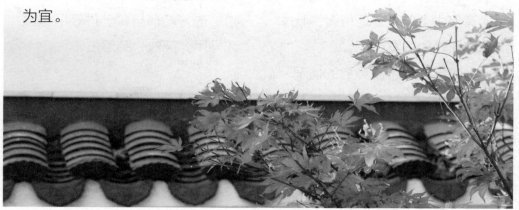

饮食注重生津润燥

秋季是丰收的季节，可选择的食物种类非常丰富。饮食上可多吃生津润燥、滋阴润肺的食物，不但能提高人体免疫力，还能起到稳定血压的作用。

新鲜的蔬菜、水果清爽多汁，且富含维生素C、钾、镁、膳食纤维等，对滋阴润燥、生津止渴、降压除烦、利尿通便等非常有好处。如梨、荸荠、莲藕、甘蔗、百合、山药、芋头、胡萝卜、杏仁、枇杷、柿子、猕猴桃、苹果、香蕉、柚子、葡萄、番茄等蔬果，均宜多吃。

此外，豆腐、银耳、花生、核桃、芝麻、蜂蜜、牛奶等食物润燥效果好，也适合秋季多吃。

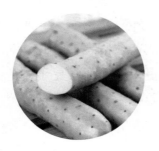

"贴秋膘"不要过度

我国北方立秋有"贴秋膘"的传统，南方则从霜降节气开始"进补"，共同特点就是多吃肉类及富有营养的食物，让身体做好过冬御寒的准备。

这在一定程度上符合中医的养生原则，对健康人有益，但如果是比较胖的高血压患者，贴秋膘进补不可过度。

肉类食物脂肪、胆固醇含量较高，吃多了会给人体的消化系统增加负担，进而影响代谢系统。尤其是高血压兼有高血脂、糖尿病、肥胖、动脉粥样硬化者，不能趁此机会大鱼大肉地敞开吃喝，应有所节制。

🔔 秋季不宜多吃辛辣刺激、香燥、熏烤、煎炸类食品，以免助火伤阴，耗损津液，加重秋燥口渴的症状。

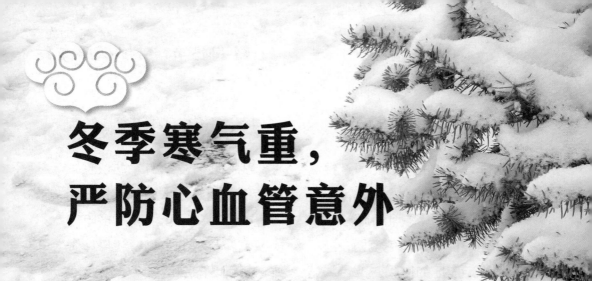

冬季寒气重，
严防心血管意外

冬季宜补肾

冬季在五行中属水，与肾相通应。肾主藏精，又被称为人体的"先天之本"，为元气始发之处。冬季补肾，可以起到养护人体生命力、提高防病抗病能力的作用，同时，对维护心血管健康也十分有利。

冬季气候寒冷，万物收藏，人体阳气也趋于虚弱、闭藏。所以，在日常保养时，一方面要注意温补肾阳，减少耗散，不要让寒邪伤了阳气。另一方面，也要注意滋养肾阴，益精养血，增加血容量，改善血液循环状况。

严寒是血压大敌

冬季是心血管病患者最难过的季节，是高血压、心绞痛、心肌梗死、脑出血、脑血栓、脑卒中等疾病的高发期和危险期。

霜雪严寒对心血管是一种恶性刺激。血"遇热则行，遇寒则凝"，血管也会遇热扩张，遇冷收缩。在寒冷的环境中，血管收缩，血液凝结，流速较慢，人体只有启动增压模式，才能让血流通畅，所以，冬季人体血压与夏季相比普遍偏高。因此，对高血压患者来说，保暖是平安过冬的第一要务。

🔔 冬季人体血压偏高，需相应调整和增加药物，才能把血压控制住。

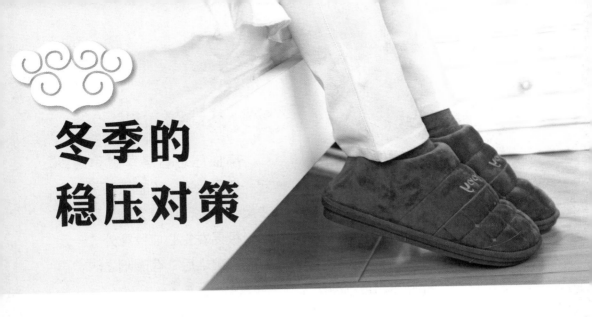

冬季的
稳压对策

这样穿戴才保暖

寒冷对血压是一种恶性刺激，高血压患者在冬季要格外注意保暖。及时添加衣物，避免受寒，是维持血压平稳、预防心脑血管意外的关键。除了保暖的服装，下面的"防寒三宝"也非常重要。

帽子

围巾

棉鞋

冬季要特别注意头部保暖，出门最好戴帽子。因为头部散发热量很快，而且脑门、脑后都是容易受风寒的部位，易引起头痛、头晕、感冒。

颈部是咽喉要道，非常薄弱，寒风灌入脖颈，很容易伤及心肺。寒冬出门时最好带上围巾，保护好脖颈部位。但围巾切勿系得太紧。

寒从脚下起，脚暖全身暖，双脚保暖非常重要。在家中要穿能包住后脚跟的棉拖鞋，出门则要穿带绒或夹棉的鞋，千万不能让脚部受寒。

室内保暖不可少

冬季要注意室内的温度和湿度。温度以20~24℃为宜，低于18℃就要使用取暖设备了。湿度在50%~60%为佳，不要低于35%。

在我国北方，冬天室内有暖气，常感到温暖如春，但容易湿度过低，出现燥热，最好能适当加湿。除了用加湿器外，也可以用拖地板、在室内晾湿衣服及湿毛巾等方法增加室内湿度。

南方没有暖气，室内阴冷潮湿。此时，高血压患者最好采用一些取暖设备，如制热空调、电暖器、电热毯、电热宝等，既可供暖，又能起到除湿作用。特别是在睡觉之前，要确保卧室、卧具温暖。

🔔 有起夜习惯的人，床边要准备好保暖的衣服。

🔔 尽量减少用凉水洗手、洗脸、洗菜、洗碗、洗衣服。

室外活动防意外

高血压患者冬季宜早睡晚起，切忌受寒。不宜天不亮就出去晨练，此时阴寒太盛、寒风彻骨，极易发生心血管意外。一定要等日出之后、有暖阳之时，再外出活动。

冬季应避免长时间在户外活动或频繁出入温差过大的室内外，可增加在室内的活动，如打太极拳、做体操、按摩等，都适合在室内进行。

高血压患者还要特别注意防摔倒，尤其是有冰雪的时候，地面湿滑，这时最好减少外出，以免滑倒引发心血管意外。

此外，切忌进行冬泳、滑冰、滑雪等危险性高、有寒冷刺激的活动，当个观众就好了。

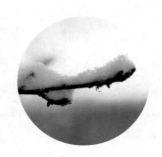

不劳累，不纵欲

冬季天寒地冻，万物蛰伏，主收藏，要注意养肾藏精。高血压患者尤其要多休息，精神保持平静，不能过于劳累，精力不要过度消耗和外泄。

一方面不要连续工作、熬夜加班、酒席应酬、剧烈运动等，不能让身体疲惫透支、出汗过度，以免阳气耗散损伤。

另一方面，性欲、房事也要适当控制，以免消耗大量体力和精力，伤肾耗精。且冬季本来就血压偏高，过度性刺激易使心神过亢而引发心脑血管意外。

过年过节别失控

冬季节日较多，亲友团聚能让人心情愉快，但也会打乱日常的平静，出现情绪激动、疲劳、暴饮暴食等状况，使得春节前后成为心脑血管意外的高发期。

以下几点，高血压患者在节日期间需要特别注意。

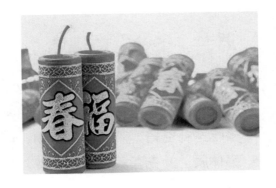

🔔 尽量保持以往的生活作息，不打乱日常生活规律，尤其要保证睡眠。

🔔 不要忘记吃降压药。

🔔 宴会酒席时管住嘴，不可大鱼大肉、暴饮暴食。

🔔 戒烟限酒必须做到。

🔔 亲朋好友相聚多聊愉快的事，切勿攀比、斗气、训斥、争吵。

🔔 娱乐活动适可而止，如唱歌、跳舞、打牌、打麻将，不要时间过长。

🔔 小心放鞭炮受到惊吓。

🔔 如感到头晕等不适，马上离开嘈杂环境，平躺休息，量量血压，不要硬撑着。

适当"冬补"益健康

冬季时人体的脾胃运化功能较为强健，为四季进补的最佳季节。冬季多吃些补益肾、脾、肝的食物，可增强体质、补充营养、提高免疫、暖身御寒、补虚强身。

老年虚弱型高血压患者冬季饮食中可加强温补肾脾，养阴护阳。可多吃山药、羊肉、牛肉、虾、海参、生姜、核桃仁、黑芝麻、香菇、大枣、花生、松子仁、栗子、土豆等食物。

阴虚阳亢的中青年高血压患者则应加强滋阴补血、健脾理气。多吃些胡萝卜、白菜、白萝卜、豆腐、黑芝麻、枸杞子、柑橘、黑木耳、银耳、甲鱼、苹果、香蕉、牛奶等食物。不宜多吃炙烤爆炸的燥热食物，也不宜多用辣椒、桂皮等热性调料，以免耗伤阴液，加重阴虚阳亢、燥热烦渴。

冬季滋补饮食不宜太过，肥甘油腻最易生痰助热，高血压等心血管疾病及糖尿病患者尤应注意。

冬季应保障热饮热食，切忌食用生冷寒凉及性质滑利的食物，以免损伤脾肾阳气，加重虚弱、腹泻。

冬季进补以汤、羹、粥等温热软烂、多汤水的形式为佳，能促进营养消化吸收，活血化瘀，改善代谢功能。

不少人喜欢冬季饮酒御寒，活血通络。轻度高血压者可少量饮用，但中重度高血压患者切忌饮酒。

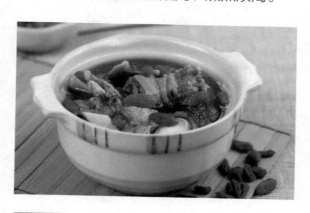

肆

平时在家中的控压细节

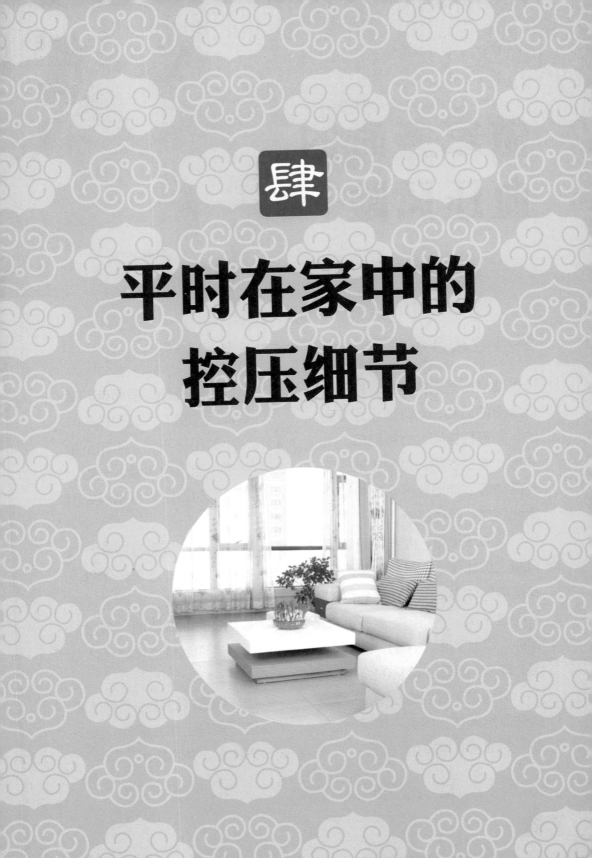

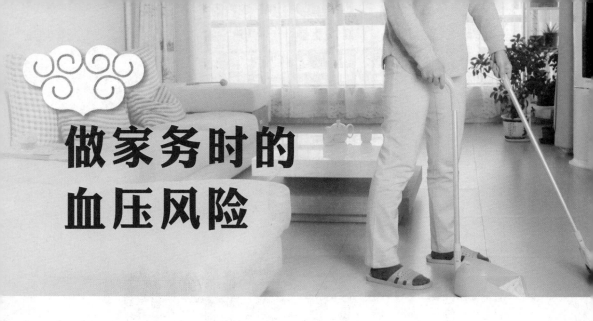

做家务时的血压风险

适当做家务可降压

适当做些家务劳动，属于中低强度的运动，对降血压是有利的。如打扫房间、做饭刷碗、洗衣服、收纳衣物、整理床铺、园艺劳动等，能消耗多余的热量，活化气血，畅通经脉。

高血压患者，尤其是兼有高血脂、糖尿病、肥胖者，每天应有适度的体力活动。如果户外的运动量不足，不妨做些家务活来弥补，以起到促进代谢、消除瘀滞、降压、降脂、降糖的作用。

特别是在餐后血压偏高时，做些收拾碗筷、擦桌子等轻微活动，对降压非常有益。

做家务忌劳累

家务活一般都是多而杂，每一种看似运动量不大，但加在一起几个小时也干不完，不知不觉就会疲劳，当出现头晕、气短、心慌等状况时，说明劳累已经引发了血压升高。

所以，高血压患者做家务时一定要量力而行，注意多休息，干一会儿停一会儿，不要连续作战。避免长时间做擦地、擦窗、擦门、清洗油烟机这样消耗体力大的家务。

如在做家务过程中感到眩晕等不适，应马上停止劳动，坐下或躺下休息，并喝杯水。

做家务需要小心的动作

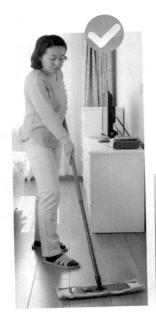

蹲跪在地上擦地板

擦地板、扫地都最好用长把的拖把，减少弯腰幅度，且动作不宜过大。

尽量避免跪蹲在地上擦地板，这样时间长了，站起来容易血压骤升、头晕眼花。

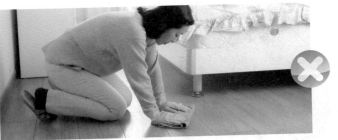

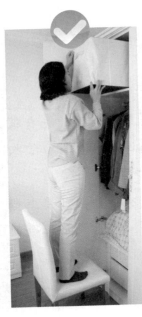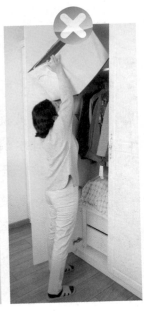

将重物举起到高处

当需要把被褥、箱包等重物举到高处时，应该踩在稳定的凳子上，少拿轻放。

最好不要直接用力举过头顶，这样负重较大，猛然发力易使血压不稳，头晕摔倒。

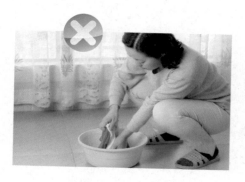

蹲坐洗衣、洗菜

跪蹲时间长了，站起来容易血压骤升、头晕眼花。尽量避免长时间蹲着洗衣服、洗菜，最好放在桌面上或水池里洗。

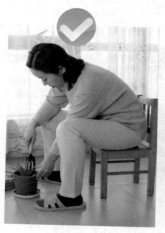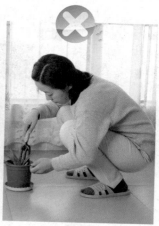

蹲着修剪园艺

修剪花草等园艺工作最好坐在小凳子上完成。

尽量不要蹲着做，否则站起来容易腿脚发麻、头晕眼花。

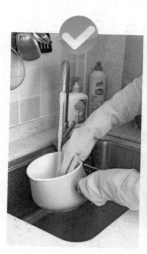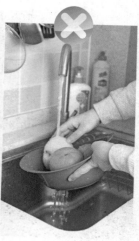

冷天触碰凉水

冷天洗菜、洗碗、洗衣服时水温过低会刺激血管收缩，最好使用温水。

如果没有条件，可带上塑胶手套，既能减轻寒冷刺激，又能保护皮肤。

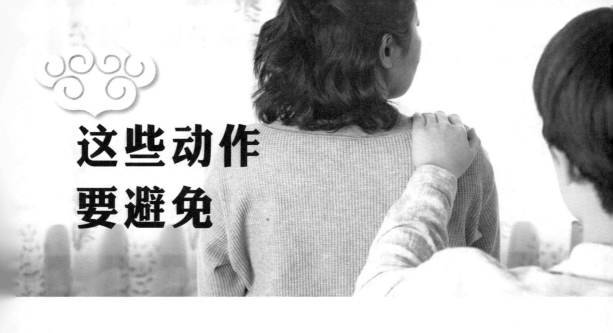

这些动作
要避免

避免过度用力的动作

　　凡是需要爆发力来完成的强体力动作，如提举重物、推拉牵引、登高、弹跳、投掷、加速跑等，高血压患者均应小心，尽量避免。

　　由于在突然用力的过程中，全身处于应激状态，心脏排血量增加，精神高度紧张，如果再加上体位改变过大，就容易引起血压骤升。本身就有高血压的人更容易出现头晕眼花、站立不稳、四肢无力的状况，甚至诱发脑卒中。

　　因此，高血压患者千万不要做重体力劳动或剧烈运动，也不要让自己过度疲劳，应注意轻缓稳定、放慢节奏、劳逸结合。

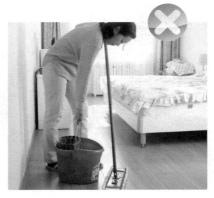

提举重物。

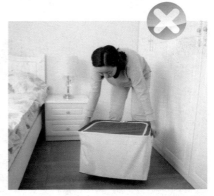

推拉牵引、搬动箱柜、家具等重物。

避免蹲起的动作

高血压比较严重、血压控制不好者不宜做任何下蹲起立和突然站起的动作。因为体位的剧烈变化会造成血压骤升骤降，轻则头晕腿麻、眼前发黑，重则发生脑血管意外。所以，要站起时应慢一些、再慢一些，最好手扶墙、栏杆、椅子等固定物，稳定后再站起。

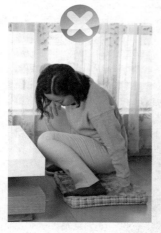 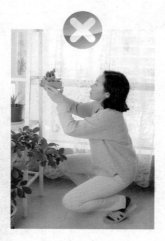

长时间深蹲后猛然站起　　　下蹲站起动作

长时间蹲厕也是深蹲起的动作，对高血压者来说比较危险。

有些人喜欢蹲着吃饭，健康人没有问题，但高血压者最好改坐椅子。

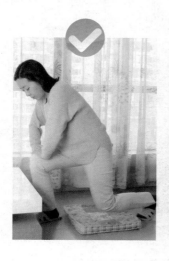 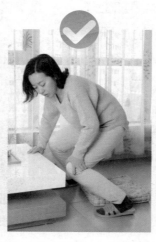

已经蹲下想要站起时，可先单膝着地，借助膝盖力量站起（这样比较省力）。

也可先慢慢抬起臀部，双手扶住膝盖站直，或扶住桌椅，然后再慢慢挺直身体。

避免弯腰的动作

高血压患者尽量少做过度弯曲身体的动作。如突然弯腰去捡地上的东西，幅度过大或过快、过猛，会因体位改变过大而发生一过性血压骤升，导致脑部血压剧烈变化，诱发脑出血。

一定要捡的话就要把动作放慢，扶住椅子或其他固定物，直腰蹲下再捡。

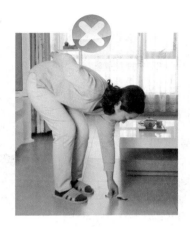

避免突然大幅度弯腰捡地上的东西。

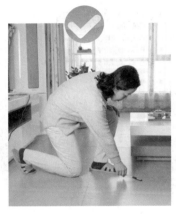

捡东西时最好先单腿跪地，再缓慢捡起，保持直身，少弯腰。

避免突然站起的动作

高血压患者突然从椅子、沙发上站起就晕倒的情况也非常多见。如有人敲门或电话铃响，急急忙忙站起来去开门或接电话，都容易引起血压大幅波动，出现头晕甚至晕倒的现象。这多是由于体位改变过大、过快引起的。尤其是从座位低矮、软塌凹陷的沙发上突然站起来，用力会比较大，高血压患者站起时一定要避免速度过快，且日常应坐比较高而硬的椅子，安全性高一些。

避免坐地猛起

不少人有坐在地板、地毯、榻榻米上活动的习惯，对高血压患者来说，反复地坐下、站起，是不太安全的。应尽量改成坐椅子的习惯。

坐在地上要站起来时，应手扶固定物体支撑后缓慢站起，或先反身单膝跪地，再缓慢站起，切忌直接猛起。

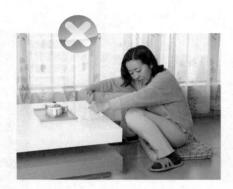

坐在地上，切忌直接猛起。

避免长久站立

人体站立时，血液更容易流向下肢，向上流的阻力加大。为了保障最高处大脑的供血，心血管就要增加动能和压力，从而使心脏负担加重，血压升高。因此，站立时一般会比平躺时血压高。如果长时间站立，血压就会一直处于偏高状态。

高血压患者要避免长时间站立，应经常坐下来休息。如果有脚肿的现象，应在脚下放个凳子，抬高双脚。能经常平躺休息对平稳血压是最好的。

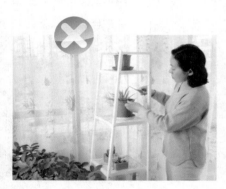

长久站立会使血压偏高、腿脚浮肿。

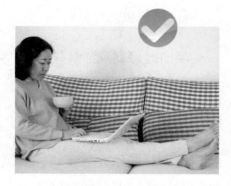

站立久了要及时坐下休息，抬高脚部有助于降压、消肿。

避免单腿站立

高血压患者容易头晕而失去平衡，单腿站更为危险。如站着穿脱裤子、洗澡时单腿站着搓洗腿脚等，都非常容易摔倒。如果是老年人，还会造成骨折。

所以，穿脱裤子时最好坐在床上、椅子上。一定要站着的话，必须倚靠或手扶固定物，慢慢进行。

老年高血压患者洗澡时最好有可以坐着的洗澡凳。

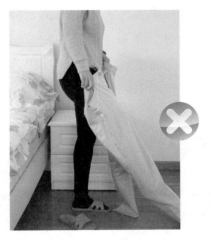

单腿站立穿脱裤子非常危险，尽量避免。

避免突然回头

如果有人在背后叫你或拍你的肩膀，一般人马上回头，不会有任何问题，但高血压患者常有头晕、项强（颈部僵硬）、颈动脉血管斑块、栓塞等问题，回头时猛然转动脖子幅度过大，有可能产生大脑急性缺血、缺氧，而发生晕厥、跌倒、摔伤。尤其是老年高血压患者要牢记，回头要缓慢，切不可太快、太猛。

另外，如果知道别人有高血压时，千万不要在后面突然猛拍他肩膀。一方面避免病人猛回头，另一方面，也避免对病人的惊吓。

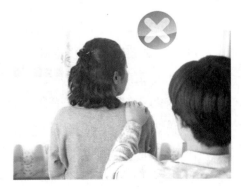

切忌猛回头，否则易生意外，应缓慢回头。他人不要从背后拍肩膀。

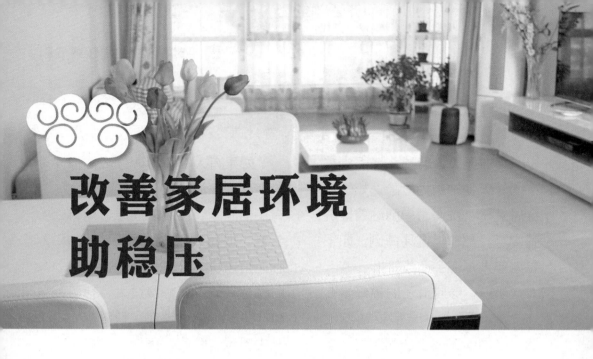

改善家居环境助稳压

降压从改善家居环境做起

高血压在一定程度上是外部环境的不良刺激造成的。如果说，自然界的寒暑交替、日出日落、人群中的激烈竞争、纷繁世事，这些外部环境是我们不可改变、只能通过自我调节去适应的，那么，家居环境则是我们可以改善和调节的部分。

心理学研究表明，周围环境对人的心理、情绪都会产生影响。我们最常身处的外部环境就是家，尤其是中老年人，一天中大部分时间都是在家里度过。良好的家居环境让人感觉宁静放松、安全舒适、温馨愉悦，有助于平稳情绪、调节心情、稳定血压。而不良的家居环境会让人烦躁、堵心、郁闷、不安，加重或诱发疾病。

所以，高血压患者不妨先观察一下自己的家居环境，看看在力所能及的范围内，有什么可以改善调整的地方。环境好了，心情好了，就是一味天然降压药。

温度、湿度要适宜

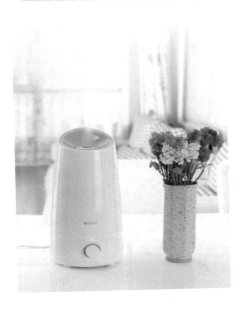

居室适宜温度：20~28℃

春、秋、冬季为18~25℃，不宜低于18℃

夏季为25~30℃，不宜高于30℃

冬季不宜
低于35%

夏季不宜
高于75%

居室适宜湿度：40%~70%

居室既要保证温度适宜，避免过冷或过热刺激血压，又要注意湿度，干燥容易加重烦热出血，潮湿又易引起瘀阻憋闷。

北方地区在来暖气前后、南方地区在春节前后，室内温度常会低于18℃，比较寒冷，这时最好使用空调、电暖气等取暖设备来调节室温。

夏季可使用空调降温，但温度不要太低，28℃为最佳。

室内湿度太高时可加强居室通风、开风扇，或打开空调除湿功能。

湿度太低时，可借助加湿器来调节。没有加湿器的，可在室内洒水、用湿墩布拖地、挂上湿毛巾、湿衣服，或放盆鱼缸、水培植物等，都可增加室内湿度。

采光充足助阳气

我国的住宅很讲究朝向，朝南的房间最佳，东西向次之，朝北的最差。这就是考虑到阳光对于人体健康和心理的作用。

洒满阳光、采光充足的房间不仅和煦温暖，能让人吸收阳气、强壮骨骼、增强免疫力，而且有助于改善抑郁，提振精神，调节不良情绪。此外，阳光还有杀菌作用，可防病抗病。

朝北终日不见阳光的房间、窗户狭小或阴暗的地下室会让人感到心情不佳、压抑郁闷，生命力减弱。

所以，如果家中有高血压患者，尤其是老年人，最好把阳光房给他住。简单的"阳光疗法"能省去不少医药费。

如果实在没有住阳光房的条件，就要注意白天尽量去其他有阳光的房间活动，不要终日待在阴冷背阳之处。

通风良好不憋闷

房间的空气对流、通风良好、空气清新对于健康来说，也是非常重要的。空气不佳的话，含氧量降低，导致血流更加不畅，会加重头痛胸闷、头晕脑胀、憋气倦乏等状况，甚至诱发心肌缺血、脑梗死等。

经常开窗通风是必需的。天气好的时候，开窗时间长一些，频率高一些，也可以一直开着窗。如果天气不好、太炎热、太寒冷，居室通风也不能少于每天2次，否则容易引起室内缺氧。一般一次开窗、开门通风20分钟，整个房间的空气就可以焕然一新。

🔔 可以一间一间地轮换通风，而不是所有房间同时开窗。

🔔 最好不要使用空气清新剂，它可能会加重头晕、头痛，自然风才是最好的空气清新剂。

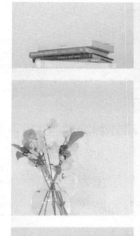

干净整洁不杂乱

房间布局、家具摆设、装饰等不要太复杂凌乱，应尽量简洁、整齐、大方、自然，视觉上的"减负"能让内心更宁静平和。切忌五彩斑斓或堆放太多繁杂的物品，身处这样的环境，易使人烦躁、紧张、疲劳。

污浊脏乱的环境会引起烦躁、头痛、眩晕及呼吸道疾病，所以，要积极创造清洁的家居环境。应经常打扫卫生，清除灰尘脏污，让身心处于洁净的环境中，呼吸顺畅，心情也更愉悦。

不良装修材料和油漆的门窗、家具等带来的室内环境污染，对心血管都有一定危害，要尽可能远离。

在外面空气污染严重的时候，室内可以打开空气净化器，以降低空气污染对心血管的伤害。

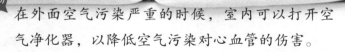

居室清静少噪音

居室的噪音过大会导致血压升高。所以，安静清幽之地对高血压患者的静养最为有益。

身处嘈杂吵闹的环境中，会加大血压起伏，给心血管带来较大冲击。高血压患者往往会出现头晕耳鸣、紧张头痛、烦躁易怒、心慌失眠等问题。

如果居于闹市、街道旁边，车流不绝、人声嘈杂，或楼下有广场舞、幼儿园，楼上有邻居装修、孩子练琴、卡拉OK，想要躲避噪音还真是很难。此时，除了与邻里沟通外，能做的就是关紧门窗、拉上窗帘，尽可能降低室内的噪音。噪音太大时也不妨去公园、图书馆等安静的场所躲个清静，转移一下注意力。夜晚吵闹影响休息的话，一定要找物业帮助沟通解决。

不论用什么方法，最重要的是不要起急冒火、争吵不休，徒增烦躁，应尽量保持内心平和。

色彩柔和安心神

色彩对人的心理有很大的影响，家居应采用浅淡柔和的色彩，忌用暗沉阴郁或刺激性强的色彩。

浅淡柔和的家居色彩会带来安静、舒适、和谐的感受，暖色调温暖明快，冷色调宁静清爽。如居室的墙壁、窗帘、地板、床单被褥、家具、瓷砖等的颜色为淡蓝、淡绿、淡黄、乳白、米色、木本色时，会使人身心放松，血压下降，对高血压患者最为适宜。

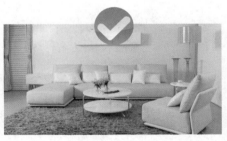

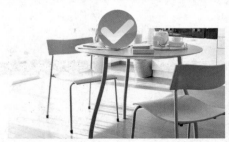

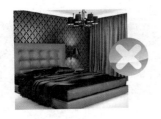

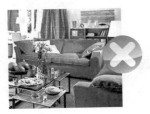

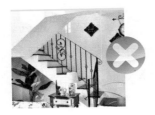

房间的颜色及装饰物太深、太厚重，如大面积的黑、灰、紫、褐色等，会让人感觉压抑、紧张甚至恐惧，没有安全感。

过于鲜艳刺激的色彩，如大红、艳黄色等，又容易让人兴奋激动、烦躁亢奋、紧张易怒、血压升高。

所以，在选择墙壁、地板、家具、窗帘等大面积色彩时，要注意颜色的选择。不管别人告诉你那些黑暗或刺激的色彩有多酷、多时髦，都应尽量避免。

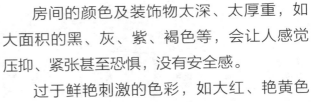

居室中的色彩不宜太多和杂乱，最好保持在同一个色调，否则也会让人心情烦乱或亢奋。五颜六色、如调色板般的房间不适合高血压患者。

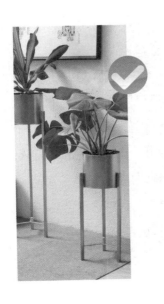

绿植养心又养眼

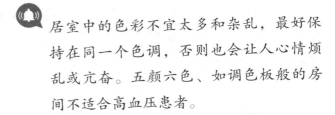

在家中多养些绿色植物是稳定血压的良方。一方面可以美化居室环境、调节居室湿度、净化空气，带来大自然的清新感受；另一方面，观赏养护花草能让人心情愉悦、烦恼顿消、降压除烦、护眼明目。

高血压患者不妨在家中多放绿植，让它成为居室中最健康的装饰品。

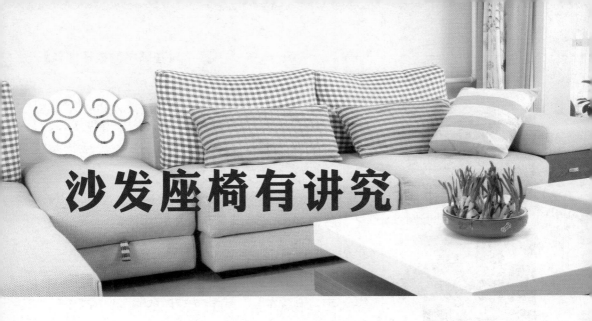

沙发座椅有讲究

选择座椅的要求

对于高血压患者来说，选择合适的座椅也有一定的要求，尤其是重度高血压、常有头晕现象、腿脚也不太好的老年高血压患者，更要注重座椅的舒适度和安全性。

座椅宜选择偏硬的，过软的椅子一坐下去身体就陷在里面，站起来更费力，容易头晕。

椅子、沙发的高度最好不低于膝盖高度，这样起坐更容易。避免坐太矮的椅子。

座椅及沙发底座要稳固结实，不能轻易移动。最好有靠背和扶手，在站起来时可以借力支撑，减轻自身用力，感到头晕时也能防止摔倒。

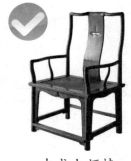

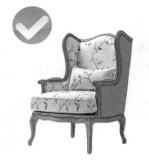

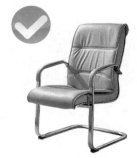

中式太师椅

西式扶手沙发椅

平稳的办公椅

这些座椅不合适

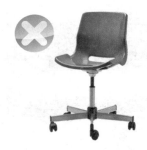

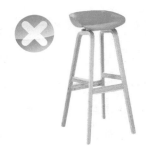

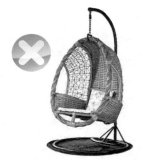

带轱辘、能来回移动和旋转的椅子不够稳定，易头晕，起坐时易摔倒。

高脚凳座椅位置过高，椅盘太小，无扶手，不够安全。

吊椅摇晃不定，易头晕目眩。

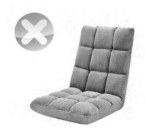

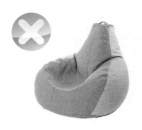

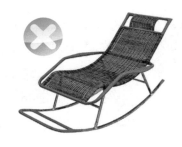

落地软座椅太矮、太软、无扶手，起坐易造成血压起伏。

懒人沙发一坐就陷在里面，站起来非常费力。

来回摇晃的摇椅底座不稳，不利于血压稳定，会加重头晕。

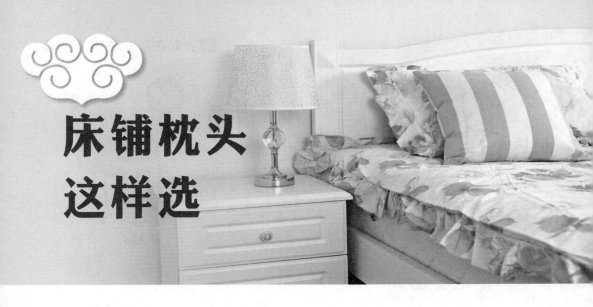

床铺枕头
这样选

床铺安稳最重要

　　高血压患者容易眩晕眼花，起坐切忌用力。在选择床铺时应注意，床架要宽大、结实、稳定、高低适中，床垫以中等厚度、软硬适中为宜。

　　床垫不宜太硬或太软。最好不要睡太软的席梦思床、弹簧床、水床等，否则身体陷在里面，会加重眩晕感，稳定性不足又会让睡眠不实，且翻动、起床时都会更费力。不少老年人喜欢睡偏硬的床，但太硬的床垫又容易伤害筋骨、关节，尤其对于偏瘦的老年人，睡得时间长了，易发生腰腿酸痛以及颈椎、腰椎疼痛等问题。

　　在高度上，加上床垫后，床的高度在膝盖以上1~2厘米，即距地面46~50厘米最为适宜。

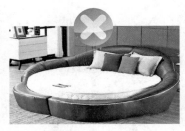

太软的床、水床。

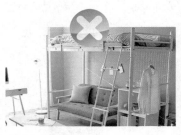

高架床。

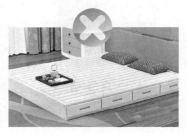

太矮、太硬的床。

枕头高低软硬要适中

高血压患者宜选择高度、厚度、弹性适度的枕头。

古书中记载：枕头"高下尺寸，令侧卧恰与肩平，即仰卧亦觉安舒"。枕头的高度，以仰卧时头与躯干保持水平为宜，即仰卧时枕高一拳、侧卧时枕高一拳半（一般10~15厘米）为宜。

"高枕无忧"并不适合高血压患者。枕头太高会改变颈椎正常的生理弯曲，出现颈肩酸痛、手麻、头昏、落枕及颈椎病。而枕头过低或不用枕头、头部过分后仰，会造成大脑供血不均衡、呼吸不畅及落枕。

在软硬度上，要选择柔软又不失一定硬度、软硬适中的枕头，才能保持均衡适度的压力，减轻颈部僵硬酸痛，有利于脑部血液循环。弹簧枕、气垫枕等枕头太软，而木质、竹制、石头、瓷质等枕头太硬，均不宜。

安神明目降压枕

中医认为"头凉脚热"是身体健康的原则，特别是肝阳偏亢的高血压患者，头热的问题比较严重，因此也易出现头晕眼花、头痛耳鸣、烦热失眠等现象。降压枕中一般会填入一些具有降压作用的药材，每晚枕着这样的枕头睡觉，可以起到调理气血、降压除烦的作用。高血压患者在坚持服用降压药的同时，辅助睡降压枕，对稳定血压非常有益。

以下材料常用于填充降压枕。

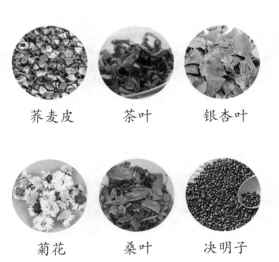

荞麦皮　　茶叶　　银杏叶

菊花　　桑叶　　决明子

服装鞋帽这样穿

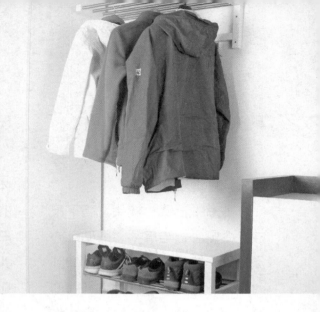

衣领要宽松

颈部是血管、神经的聚集之处，也是给脑部供氧的重要通道。如果颈部太受束缚，会引发颈部酸胀疼痛，血管、神经受压迫，血液循环受阻，引起血压不稳、大脑供氧不足，加重眩晕、耳鸣等症状，增加脑梗死等风险。

高血压患者要穿衣领宽松的服装。衬衫的第一粒扣子可以不系，最好不系过紧的领带、领结，不穿弹性差、箍住脖子的高领衫，保证颈部的舒适。

秋冬季节，围巾同样不要围得过紧。

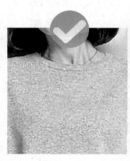

宽松低领衫。

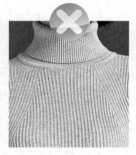

紧身高领衫。

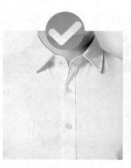

衬衫松开第一粒扣子。

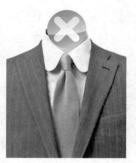

衬衫扣紧，系过紧的领带。

少穿紧身衣、塑身衣

高血压患者衣着应宽松舒适、柔软、保暖、吸汗。接触皮肤的内衣最好是纯棉材质，少穿化纤、混纺、易起静电的衣服。内衣不过于紧绷身体，以免影响气血运行，加重胸闷胀痛、头晕、肢麻、呼吸不畅等不适感。

有不少女性为了形体优美，爱穿紧身内衣，甚至是塑形衣，重点更是放在胸部和腹部。这些都会影响人体血液循环，人体长时间处于憋气的非自然状态，会使肌肉、血管压力增大、血压升高，甚至晕倒。

高血压等心血管疾病患者最好不要使用腹带、腰封、塑形文胸、塑身内衣、高弹裤袜、瘦腿打底裤、紧身牛仔裤等，尽量减少对身体的束缚，让身心都更轻松自在，血压才会平稳。

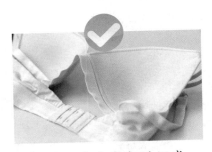

无钢圈文胸，减少胸部紧绷感。

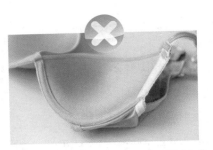

有钢圈塑形文胸，增加憋闷感。

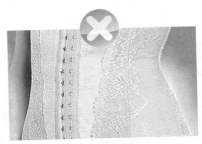

腹带、塑身内衣影响呼吸及血流。

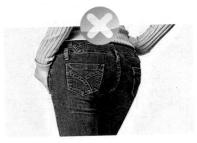

紧身牛仔裤、瘦腿裤压力过大。

腰带不要系太紧

　　裤腰带系得紧一些可以勒平肚子，改善体形。但系太紧会导致腹腔压力增大，全身血液循环受阻，影响血压稳定。所以，裤腰带要系得宽松适度。

　　裤带材质可选择柔软有弹性的织物带，来代替质地坚硬的皮带，能减轻腹部的压力及不适感。

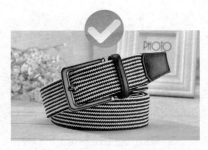

柔软有弹性的织物裤腰带。

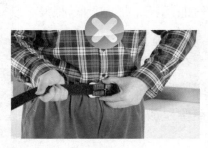

硬质皮带系得过紧。

袜子宽松不勒脚

　　袜子要以宽松、保暖、袜口不勒脚踝为原则。

　　材质最好为纯棉、羊毛或速干的，既能保暖，又很透气。袜口不要太紧绷脚踝，以免阻碍血流，影响血压，加重高血压患者腿脚肿胀等不适。

　　女性穿高筒袜或连裤袜时要选弹性好的，切忌紧绷而无弹性，增加腿部压力。

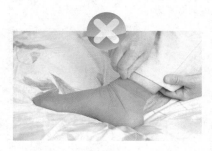

袜口太紧，影响下肢血液循环。

　　若有佩戴饰物的习惯，如手表、手链、手环、项链等，同样都宜松不宜紧，以自然、舒适、不勒为度。

穿鞋要舒适安全

鞋子要合脚，太小、太紧会妨碍脚部血液流动，造成血压升高。太松则走路不安全。尽量选择圆头鞋，让脚趾自在活动，尖头鞋会增加紧张压迫感，也容易引起脚痛、老茧。

穿鞋时，最好选择穿脱方便、不用系鞋带的款式，一脚蹬的布鞋最宜。最好不要穿系带鞋，因为弯腰系鞋带的动作需要蹲下，体位改变较大，而且一旦鞋带松开，很容易绊倒，增加了摔跤风险。

鞋底最好较软，并有良好的弹性，硬底鞋不够宽松舒适，时间长了，容易增加疲劳感。

鞋底稳定、防滑也很重要，可以减小摔倒概率。穿高跟鞋走路时需要随时掌握好平衡，全身都会处于紧张状态，且容易摔倒，尤其是细高跟鞋，高血压患者最好不穿。

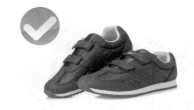

粘扣无鞋带、软底运动鞋。

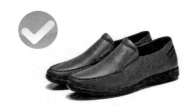

圆头、一脚蹬平底皮鞋，穿脱方便，稳定舒适。

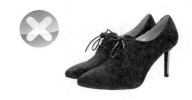

尖头、系带、细高跟鞋。

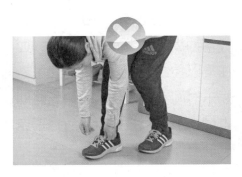

最好不穿系鞋带的鞋。系鞋带时弯腰低头，容易引起血压起伏。

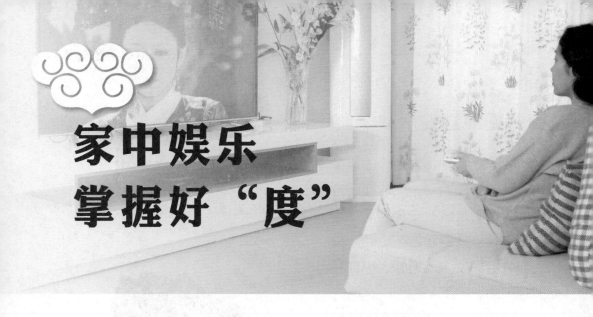

家中娱乐
掌握好"度"

在家中适当娱乐能舒畅身心、丰富生活，让人心情愉悦，有利于稳定血压。如适度地看电视、唱歌、弹琴、跳舞、游戏等。但高血压患者有容易疲劳、适应性差、情绪容易激动的特点，所以，在从事这些活动的时候，要时刻提醒自己把握好"度"，否则，容易出现血压飙升、乐极生悲的情况。

控制好时间

一些娱乐活动比较紧张刺激，容易使人情绪激动、兴奋，或精神高度紧张而导致疲劳，血压难以控制。所以，高血压患者娱乐时间不可太长，避免长时间过度兴奋、身心疲劳。应根据自己的身体情况控制时间，一般不要超过2小时。

不要太认真

娱乐就是为了轻松愉快，一较真儿，心态就容易失衡，所以，一定要抱着"玩"的心态才好。不少人在下棋、打牌、打麻将、唱歌、跳舞、玩游戏时过于认真，非要分个输赢，一会儿狂喜，一会儿赌气，这样的娱乐太伤人，还不如不参与。

一个姿势不可太久

一个姿势时间太久容易引起肌肉酸痛、紧张疲劳，影响血压稳定。尤其是需要长时间站立或坐着的活动，如站着唱歌、跳舞、坐着打牌、打麻将、玩电脑游戏等，至少每1个小时要改变一下姿势。坐着的要站起来走动一会儿，站着的则要坐下来休息一下。

不少人喜欢趴在床上看书、看电视、看手机等，一看就是很长时间。这个姿势对腹腔及心血管均有压迫性，影响呼吸及血压，加重头目晕眩，高血压者不宜长时间趴着，老年高血压患者切忌。

"葛优躺"的姿势曾经风靡一时，也是很多人晚上看电视的常见姿势，常常这样就睡着了，对颈椎及大脑供氧十分不利。

看电视时间长了，应换个姿势休息一会儿，动动脖子、搓搓脸、揉揉眼、转转脚，就能起到调节作用。

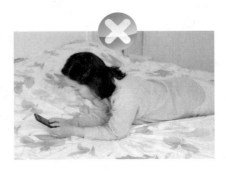

趴在床上看书或看手机。

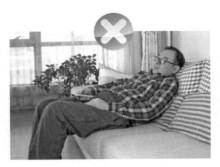

"葛优躺"容易引起血压升高、颈椎受损。

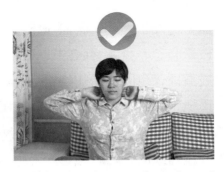

看电视时间长了，要活动一下脖子。

少看刺激性的节目

高血压患者比较容易受情绪影响，所以，在看电视节目时，应多看一些轻松愉快的节目，如喜剧片、家庭伦理剧、娱乐节目等。最好少看场面过于刺激、情节过于紧张的节目，如含有恐怖、暴力、血腥、悬疑、情色、灾难等元素的影视节目。注意控制情绪，避免过于激动、亢奋或惊恐。

特别需要提醒的是，观看体育竞技类的现场直播时，突发意外最多，要多加小心。如一场重要的足球比赛、一场惊心动魄的决胜局等，都会让人血脉偾张、情绪失控，医院的急诊量也常常显著增加。因此，高血压患者要放松心态，少看紧张的现场比赛或直播，可以在得知结果后再看重播，就不会那么激动了。如果一定要实时看比赛，最好事先服降压药或准备好硝酸甘油等心血管急救药。

睡前半小时内不宜娱乐

晚上睡觉前半小时不宜进行唱歌、跳舞、打球、打麻将等过度兴奋的活动。长时间看电视、电脑或玩手机，也会造成身体疲乏、大脑兴奋、心神难安，均不利于夜间血压的稳定，还容易引起入睡困难、多梦易醒等问题。

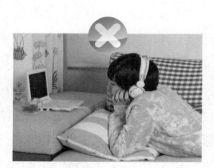

睡前不宜过度娱乐。

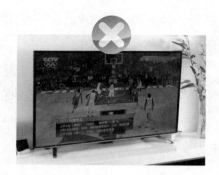

少看紧张刺激的比赛直播。

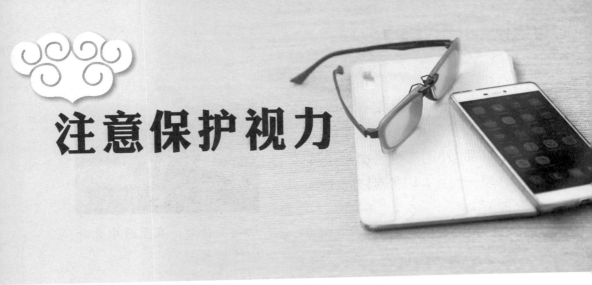

注意保护视力

高血压患者容易出现眼底病变而造成眼底出血、视力损伤。所以，在娱乐时要比普通人更加注意保护视力。

一方面，近距离用眼时间不要太长。一般来说，5米以内的用眼都属于近距离用眼，非常容易疲劳。读书、看电视、玩电脑或手机45~60分钟，就要停下来闭目休息5分钟，做做眼保健操也不错。或站起来走动一会儿，或到窗口向远处眺望，放松眼睛，减轻视疲劳。

另一方面，要注意电子屏幕的亮度以及室内的灯光。由于平板电视、电脑显示器、手机屏幕等电子显示屏不断闪动和反光，会加重视疲劳，而且发出的射线、超低频等也会对眼睛产生强烈的刺激，很容易导致视力损伤、干眼症、青光眼、白内障等眼病，高血压者尤应小心。

在看电子屏幕时要注意调节亮度，室内的光源要稳定、适中，不能与屏幕的亮度反差过大。如晚上看电视最好开个小灯；在比较黑的房间里，一定要把屏幕亮度调低；光线太强时最好拉上窗帘，避免阳光直射在屏幕上。

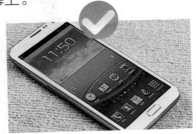

晚间把手机屏幕亮度调低。

需要长时间用眼时，可以设置闹钟提醒，也可以设置手机提醒。如每1小时提醒一次，让眼睛休息一会儿，以免专注起来忘了时间。

休息时最好凭窗远眺，或者站起来活动一下四肢。此外，我们从小在学校里做过的眼保健操对缓解视疲劳还是有一定作用的，休息时多刮揉眼眶、按摩穴位，十分有益。

以下这些穴位要重点按揉，不仅能明目护眼，还能起到缓解头痛眩晕、提振精神、缓解疲劳、平稳血压的作用。穴位按揉到有酸胀感效果较好。

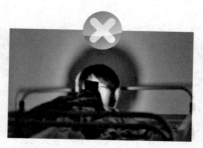

切忌不开灯，在黑暗中长时间看屏幕。

喝杯护眼茶也是养护视力的良方。如枸杞茶、菊花茶，对养肝明目、维护视力、缓解眼睛干涩、视疲劳、预防高血压眼病都十分有效。尤其是需要长时间用眼的高血压患者，最好养成常饮护眼茶的习惯。

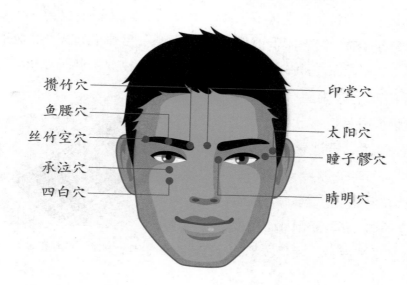

攒竹穴
鱼腰穴
丝竹空穴
承泣穴
四白穴

印堂穴
太阳穴
瞳子髎穴
睛明穴

伍

出门在外时的控压细节

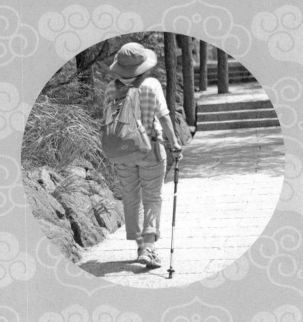

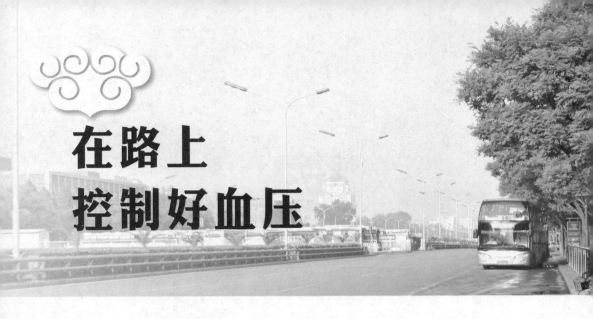

在路上
控制好血压

走路平稳不追赶

只要不是过于拥挤或崎岖不平的地方，步行都是比较安全的出行方式，也是一种适度的锻炼，对稳定血压有好处。

高血压患者性格急躁、容易紧张的比较多，走路往往较快，给人风风火火、争分夺秒之感。如遇到过马路、等车或车辆、行人交错时，常会追赶、抢行，这会增加事故及冲撞、与人争执的风险。所以，高血压患者走在路上，要注意慢一点、稳一点，安全第一、时间第二，不争抢、不追赶，礼让为先。

公交出行有耐心

公交是大城市倡导的出行方式，如公交车、地铁等。需要注意的是，公交服务于大众，并非服务于私人，必然有些不能满足个体需求的地方，如等车时间长、拥挤嘈杂、不能保证座位等。血压高的人常常因急躁易怒而与他人发生不快。常有报道说，公交车上发生争吵后有人晕倒，甚至猝死，大多是由于血压骤升引发脑出血或心脏病所致。所以，高血压患者乘坐公交时，尽量让自己情绪稳定，保持耐心，多些宽容理解、尊重礼让，就是最有效的自我保护。

自己开车不急躁

开车需要注意力高度集中，路上也常有一些意想不到的路况和突发事件，容易造成精神紧张。还有些人是"路怒族"，开车时遇到堵车、他人抢行、恶劣天气时特别容易烦躁、愤怒。此外，因赶时间、斗气、炫耀等原因而飙车、超车的情况也比较多见。这些都会促使血管收缩、血压升高，高血压患者更容易引发心脑血管意外。

除了重度高血压患者之外，轻度及中度高血压患者都是可以开车的。但在自驾出行时，要比一般人的安全意识更强。如在承受压力或精神紧张、急躁、愤怒的情况下驾驶，不仅血管压力超标、血压起伏大，还会成为道路杀手，危害他人安全。

高血压患者在血压及情绪不稳定时，尽量避免自驾。此时把方向盘交给别人，是对自己和他人的负责。

上下楼梯多小心

上下楼梯也要引起重视。尤其是腿脚不太好的老年高血压患者，上楼梯宁慢勿快，最好能有扶手。每一步要踩稳，等一个脚掌完全着地后再迈另一只脚，严防摔倒。雨后或有冰雪、道路湿滑时尤其要小心，高血压者摔一跤比普通人要危险得多。

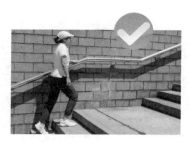

上下台阶扶扶手，每一步要踩实，宁慢勿快。

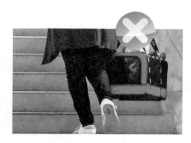

提重物上下台阶都有危险，上台阶更甚。

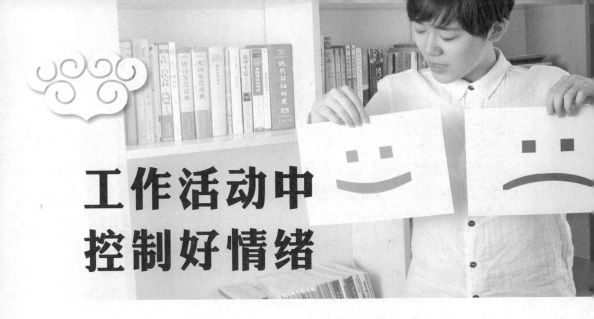

工作活动中
控制好情绪

调低嗓门，有话好好说

日常工作或外出活动时，我们要和形形色色的人打交道，永远和颜悦色、心平气和是不可能的，总会出现各种矛盾争执。这时，控制好情绪是第一要务。

一味地发泄情绪、提高嗓门只能激化矛盾而不能解决问题，血压、心率还会跟着嗓门一块升高。说话声音每提高一次，就是对身体的一次刺激。如果是在和他人发生争执、抬杠激辩的场合，血压波动就会更大。

因此，高血压者说话尽量轻声细语，把嗓门调低些，少与人争执，有话好好说，多讲理，少冲动，才是解决问题的方法。

有理不在声高！切忌双方调门越来越高，火气越来越大。

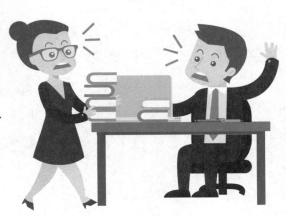

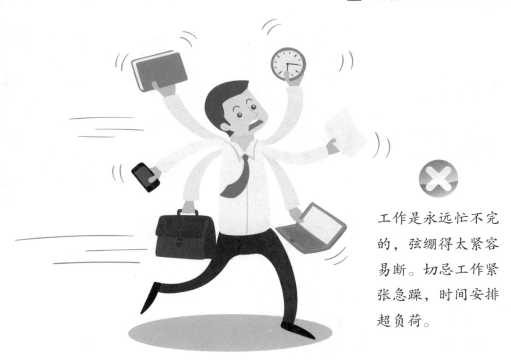

工作是永远忙不完的，弦绷得太紧容易断。切忌工作紧张急躁，时间安排超负荷。

别太急，慢一点又何妨

高血压患者多有A型性格，容易争强好胜、紧张急躁。这在工作中有一定的优点，就是比较积极主动、做事认真、不甘人后。但精神紧张焦虑会使人处于应激状态，身体自动进入高压模式，以增加供血量，满足大脑及身体高速运转的需要。时间长了，就会出现头痛、头晕、心慌、呼吸急促甚至手发抖的过激反应。

因此，高血压患者在工作及日常活动中要时刻提醒自己："别着急，慢慢来，欲速则不达。"如果事情太多，就要科学合理地安排一下时间，根据事情的轻重缓急排排队，一件一件完成，并保证足够的休息和睡眠时间。"磨刀不误砍柴工"，这样既能提高效率，又能稳定血压。确实完不成的工作不要强求，减轻些压力也是给身体减负。

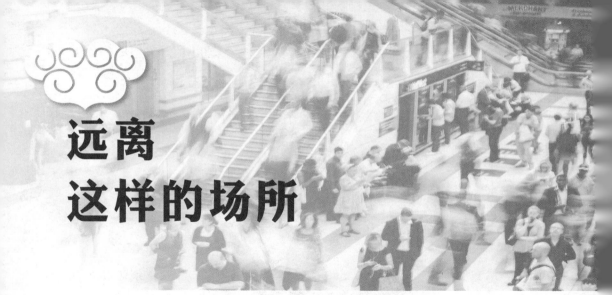

远离
这样的场所

封闭场所

有些场所环境比较封闭，空气流通性差，如桑拿房、地下室、KTV、电影院等，长时间待在里面容易缺氧而产生憋闷、头痛等不适，高血压患者更为不宜。如果必须待着，就要注意经常出来透透气，保证呼吸顺畅。

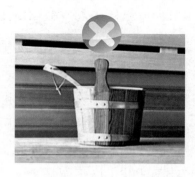

桑拿房里高温封闭、湿度大，切勿久留。

喧闹嘈杂的场所

高分贝的声响对血压影响很大，所以，高血压患者比一般人更怕嘈杂、吵闹，更易出现烦躁、激怒、情绪失控以及眩晕、耳鸣等问题。

血压控制不佳者最好少去歌舞厅、摇滚音乐会、明星演唱会、吵闹的酒吧、游乐场、比赛现场、拥挤的闹市、热门景点、幼儿园等场所，这些地方人声鼎沸、人群密集、喧嚣吵闹、噪音很大，往往难以保持身心的平和宁静，使人烦躁不安、情绪激动、血压飙升。

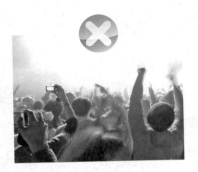

演唱会现场情绪亢奋、人声鼎沸、音响巨大，血压不易控制。

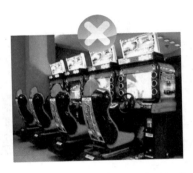

电子游戏厅环境密闭、人多嘈杂、音乐节奏快，令人头痛心慌。

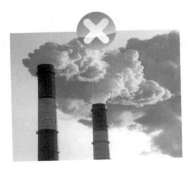

高污染的场所最好远离。

紧张刺激的场所

足球比赛现场、密室逃脱、游乐场、电子游戏厅、极限挑战……这些活动非常时髦，健康人尽管去玩。但血压不稳定的人切勿因新奇而冒险尝试，这无异于用生命在游戏。如果确实有以上的娱乐爱好，难以舍弃，不惜"玩儿命"，一定要亲临现场参加的话，记得先吃降压药，带上心脏急救药，并尽可能缩短时间。

烟雾、污染的场所

污染的空气环境会加重血管硬化而影响血液循环，高血压、心脏病等心脑血管疾病患者都应远离。如浓烟、粉尘、汽车尾气、二手烟、油烟、甲醛等有害气体很重的地方，以及化工厂、石油焦化厂、钢铁厂、煤矿、棉纺厂、造纸厂、印刷厂、家具厂、油漆厂等地，都不宜久留，最好戴口罩自我保护，远离更好。

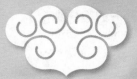

在外用餐时的
自我管理

有研究显示，经常在餐馆吃饭，会使血压升高的危险增大。外出就餐或点外卖餐食，更容易摄入大量高盐、高热量、高脂肪、高蛋白的食物，这是导致血压升高的关键原因。因此，减少在外就餐次数，少点外卖送餐，多在家自己烹制健康食物，对平稳血压非常有益。

如果不得不外出就餐，就一定要做好自我管控。一是要控制进食量；二是在选择菜品时注意营养均衡，荤素搭配，多点一些清淡蔬菜，少点油腻肉食；三是避免饮食太咸，注意限盐。

再赶时间，
也不能吃太快

狼吞虎咽地吃饭会严重影响心血管及肠胃功能。有人是因为时间紧张，三口两口一碗饭就"扒拉"完了，还有人是养成了吃饭快的习惯，这可不是好习惯，尤其是年纪大了以后，吃饭的速度一定要降下来。高血压患者吃饭太快一方面容易噎着，或引起消化不良，另一方面吃太快难以控制食量，很容易吃得过饱，给心脏带来很大负担，使心率加快、血压升高。每餐应尽量细嚼慢咽，保证吃15分钟以上比较好。

宴请、自助，切忌无节制

由于在外就餐食物种类丰富，口味浓厚新奇，很容易胃口大开、进食过多，这对高血压患者来说是个考验。尤其是喜庆酒宴、自助餐这样的场合，想要节制饮食是比较困难的。但高血压患者还是要尽量提醒自己，切勿暴饮暴食！食物诱惑太大时，可以通过减慢进餐速度、多与他人说话聊天、多喝水等方法来控制一下进食量，最好在感觉七八分饱时放下碗筷，喝茶聊天。

以下菜品要小心

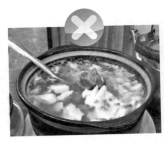

汤：汤中的含盐量比一般菜肴高不少。

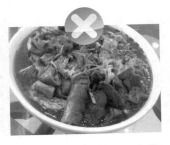

高胆固醇食物：动物内脏、皮等含胆固醇偏高。

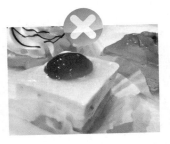

甜品：餐后甜点热量很高，少食为好。

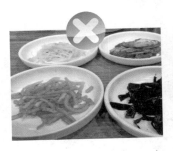

腌菜：开胃小菜、泡菜、酱菜、腌肉等含盐量极高。

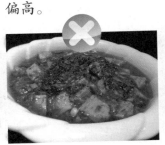

酱汁：调味酱汁尽量少放，以免口味太重，盐分太高。

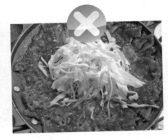

高油刺激食物：烧烤、麻辣火锅、水煮鱼等少吃为佳。

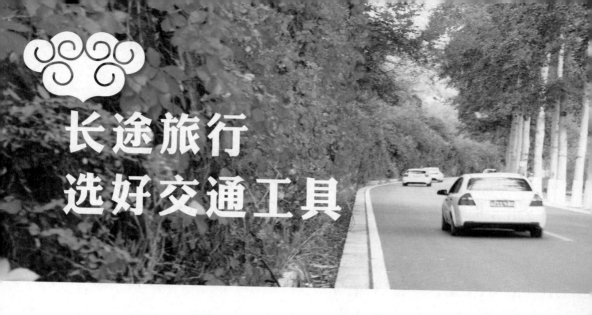

长途旅行
选好交通工具

在长途旅行前，要先控制好血压。如果血压太高或起伏太大，或有不适症状，就不宜出行。外出旅行一个比较大的危险是在旅途上。一般要长时间乘坐不同的交通工具，高血压患者要根据自己的血压控制情况来做好选择。选错了交通工具，可能会加重高血压或发生意外，后面的旅程就全"泡汤"了。

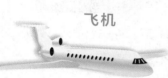

飞机起降时的重力变化、气压变化以及机舱狭小的空间等对人体会有不良影响，长时间乘坐易烦躁、胸闷、腿肿。血压控制不佳时，心脑血管意外的发生率明显增加。以下人群更要严格控制。

 严禁乘机！

重度高血压

妊娠高血压

脑血管意外病后2周内

心肌梗死病后1个月内

 需经医生同意再乘机！

近期血压起伏大

心功能低下

高龄（80岁以上）

合并糖尿病、肾脏损害或尿蛋白者

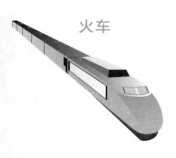

火车

火车是远途出行的首选交通工具。在高铁时代，火车的舒适度、快捷度都大大提升，座位、卧铺或软卧都比较宽敞舒适，可以自由活动，没有压力变化，速度也不慢，适合高血压患者乘坐。

卧铺尽量睡下铺，不要睡上铺，爬上爬下很危险。

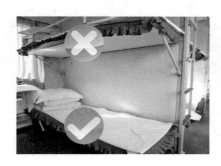

长途汽车

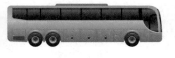

长途汽车适应面很广，比较安全。不论是大、中、小型汽车，乘坐时尽量靠前排坐，不要坐在最后面，以免颠簸。如果晕车的话，高血压和晕车反应会叠加，更加难受，最好自带晕车药。乘坐长途车时，只要停车休息，就要下车活动一下，上个厕所，避免出现腿脚肿胀、憋尿等不适。

船舶

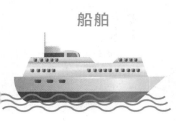

不经常坐船的人一般晕船反应较大，一旦晕船，血压也会升高，使眩晕感叠加，感觉天旋地转、站立不稳。如果赶上风浪，可能还会发生呕吐等问题。必须坐船的话，应选择较大、平稳的江轮、海轮，尽量避免乘坐游艇、快艇、小船。

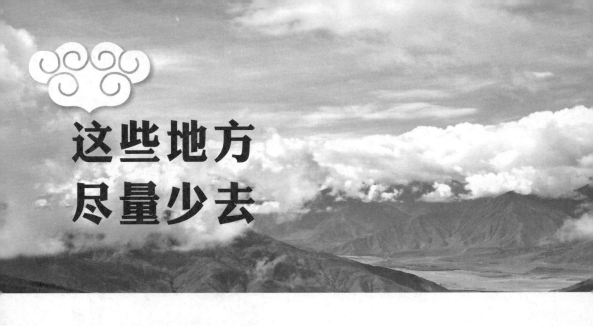

这些地方尽量少去

严寒地区

高血压患者不宜前往过于寒冷的地方，尤其是冬季的北极圈附近以及雪山、冰原。这些地方冰天雪地，寒风刺骨，而寒冷刺激是造成血管剧烈收缩，诱发高血压、心血管意外的一个重要因素。一定要去时，必须从头到脚做好保暖工作。

严寒地区还有道路结冰、路滑易摔倒的风险，对高血压等心血管疾病患者尤其不利，一旦脆弱的血管破裂，就不仅是外表的骨折挫伤，而是有生命危险。

此外，不论冬泳、滑雪、滑冰等活动多么吸引人，高血压患者最好都不要尝试！

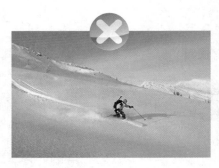

冰雪运动最好不要参加。

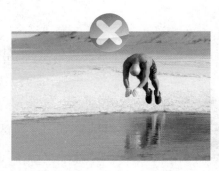

冬泳是对心血管的挑战，看看就好，切勿尝试！

高海拔地区

高血压患者最好不要去西藏、青海等海拔太高的地区。

随着海拔的升高，空气中的氧气含量逐渐下降，一般到了海拔3000米时，大多数人会出现轻度的头痛、气喘、胸闷、乏力、头重脚轻、走路绵软等高原反应。4000米时，大多数人会出现严重的高原反应，5000米以上对生命很不友好，不宜长时间停留。

初上高原时，人体对缺氧会产生应激反应，为了提高血氧含量、调整身体状态，心脏会加大排血量，造成血压升高。所以，血压正常的人在进入高原时，往往也会使心脏负担加重，血压升高，这叫"高原性高血压"，一旦回到平原地区，血压就可以恢复正常。高血压患者进入高原，高原反应与高血压叠加，再加上高原地区天气寒冷多变，容易导致全身血管收缩，加重心肌和大脑缺氧，进而出现突发心绞痛、心梗、脑梗等问题。

如果病情较轻且稳定的话，也并非绝对不可以去，但需有人陪护、注意睡眠充足、防寒保暖、动作轻缓、避免提重物即可。即便如此，超过4000米的地方还是不要去了。

对于中重度高血压患者，尤其是高血压合并动脉硬化、心肌肥大、肾病者，则不宜去高原地区。在旅途劳累等外因作用下，高原猝死的情况时有耳闻，切勿冒险。

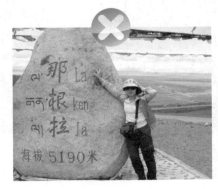

海拔超过4000米就不要去了。

湿热地区

太过潮湿闷热的热带雨林、雨水绵绵不断的地区，高血压患者也不宜前往或久留。这主要是由于湿热阴雨时气压非常低，导致高血压病人原本并不理想的血管舒张功能失调，神经系统也更加敏感，会促使血压上升，引发胸闷头痛、焦躁心烦、情绪波动大、晚间失眠等问题。据临床统计，南方的梅雨季节，诱发中风的危险与冬季相当。

险峻之地

高血压患者应尽可能减少精神上的紧张刺激，外出以"平安稳妥"为首要原则。

如果你向往华山的险峻、天梯的陡峭、栈道的惊悚、悬空玻璃桥的刺激……那就看看图片、视频和风光片，想象一下就好，身临其境、亲身体验就不必了。特别是血压起伏大、不稳定兼有心脏病者，这些地方千万不要逞强前往。

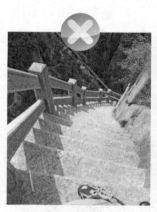

坡度非常陡的天梯台阶，上下都很危险，最好不去。

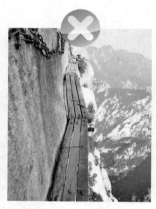

悬崖峭壁，如华山长空栈道，不要去冒这个险。

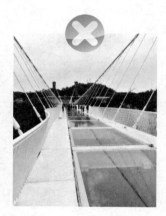

玻璃大桥很刺激，但也更容易头晕目眩、血压飙升。

泡温泉需当心

温泉是冬季人们最爱的去处，但对于高血压患者来说，泡温泉一定要适可而止。

泡温泉时，人体受到水温和水压的双重刺激，会使血液循环加快、心脏负担加大，导致血压波动，高血压、冠心病等心脑血管疾病患者容易出现头晕甚至脑卒中、心肌梗死等意外。如果是在室内温泉，湿热低氧，会感觉更加憋闷甚至出现心悸、昏厥。而室外温泉在春秋季节可以尝试，但冬季时会冷热交加，血管要承受温度的剧烈变化，也不适合。

泡温泉时要注意以下事项。

 控制时间：每泡5~10分钟出水坐一会儿，全程不要超过30分钟。

控制水温：水温不宜过高，40℃左右比较适合。

水深不过胸：不要让水面高于胸部，以减轻心脏压力。

缓慢出浴：出浴时体位及温度改变都较大，容易导致脑供血不足，如果动作太快，容易出现头晕、头痛，严重者易晕倒。因此起身时应谨慎缓慢。

注意保暖：防止冷热交替过大，随时裹好大浴巾保暖。

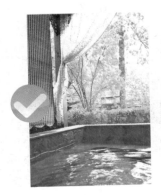

室外温泉不会憋闷湿热，适合高血压者春秋季泡浴。但冬季不宜。

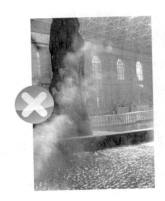

室内温泉蒸气缭绕，容易缺氧憋闷，不宜长时间泡。

这些游乐项目不要参加

　　旅游中常常会有一些刺激性比较大的游乐项目，如过山车、蹦极、潜水、冰桶挑战等，患高血压及心脏病的人切勿尝试。不少高血压患者觉得好不容易来一次，好奇心高涨，哪怕先吃降压药，也要去参加这些刺激项目，这是非常危险的。

　　尤其是有高速旋转、瞬间垂直起落、自由落体等动作的项目，体位变化大，压力骤变，再加上内心的惊恐、紧张等，非常容易引发心脑血管意外，甚至有生命危险。

　　拿生命去游乐不值得。看看别人玩其实也是一种娱乐，轻松又安全，顺便帮别人拍张照，不是很好吗？

　　以下这些游乐项目，高血压患者最好不要参加。

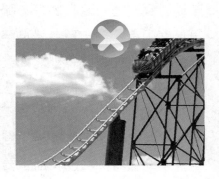

过山车高速上下，天翻地覆，体位变化剧烈。

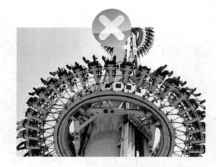

垂直起落加旋转，切勿尝试。

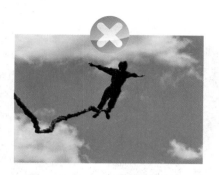

蹦极、高空跳伞等项目为自由落体运动，压力极大。

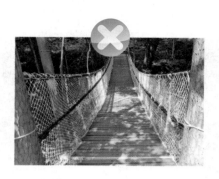

摇晃的吊桥使人眩晕、腿软，易摔倒。

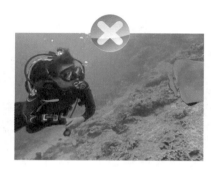

潜水对人体压力很大，潜得越深，血压越高。

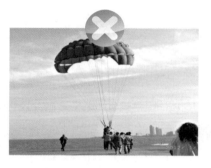

滑翔伞、热气球等高空飞行活动最好避免。

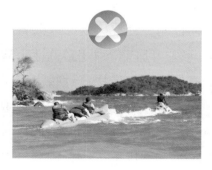

快艇等高速水上项目浪大、不稳定，容易令人眩晕。

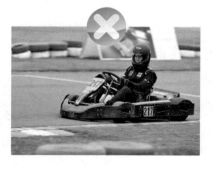

卡丁车有追逐、旋转、冲撞，高血压者不宜。

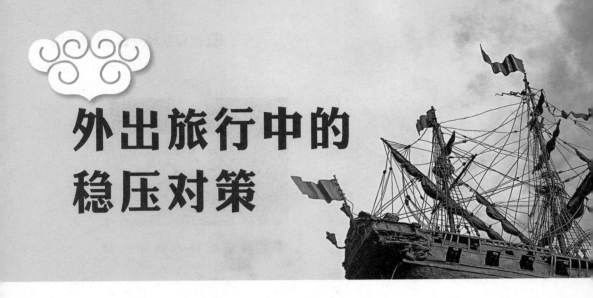

外出旅行中的稳压对策

行程不要太紧张

外出旅行时，生活规律被打乱，周围环境变化很大，有时还有黑白颠倒的时差，加上旅途劳累、体力消耗大、精神紧张等，都会让血压产生较大的波动。

高血压患者外出旅行的话，不宜跋山涉水，行程不要过于紧张，避免长时间在路上奔波，也不要选择舒适性、安全性都较差的艰苦线路。最好选择不是太远的地方，如果想远行的话，需由家人、亲友陪同前往，不宜一天安排多个景点，或乘坐各类交通工具，在不同城市间奔波。

如果选择跟团出行，可以比较省心，由旅行社安排好全部行程食宿。但也有行程安排过紧、人员嘈杂等缺点。尤其是起早贪黑、休息不好、饮食又不习惯时，高血压患者会加重疲劳、失眠、头痛、紧张，不仅血压不容易控制，还易出现心绞痛等严重问题。所以，跟团游的话，建议高血压患者选择行程较为宽松的中老年团，或带有1~2天自由活动时间的半自助团，这样在行程和时间安排上会比较宽松，不会太紧张。

现在也有不少人热衷于自助游，在网上订好车票、机票、酒店，自己规划好线路就可以出发了。这种方式自由随性，轻松不少，缺点是人生地不熟，有时会发生意想不到的情况，让人紧张、着急，结果血压一下就上去了。所以，自助旅游的话，建议高血压患者采用一地多日的度假式玩法，充分放松，不赶时间，减少旅途中可能发生的意外。

高血压患者参加以下旅游线路要格外小心，血压不稳定时建议不要参加。

🔔 走马观花的线路：如欧洲14天11国游，行程太紧，时差大，坐车时间长，休息不好，过于疲劳。

🔔 "驴友"探险线路：登高山、穿荒漠、越野徒步，这样的行程舒适性差，气候恶劣，卫生条件差，道路艰险，对体力要求高，容易出现意外。

🔔 摄影"发烧友"线路：为拍好照片要起早贪黑，无法保证休息，早晚温差大，比较疲劳。

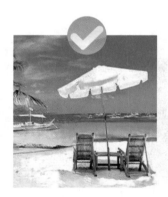

在温暖的海岛、城市、成熟景区旅游，比较放松舒适。

道路艰险、自然环境比较恶劣的"驴友"线路。

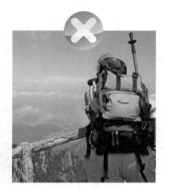

起早贪黑、比较劳累的摄影"发烧友"线路。

出行前做好计划和准备

高血压患者知道自己爱紧张着急，那么在外出旅行之前，更要做好充分的准备。

一是要了解当地的天气状况，准备好应对天气变化的服装，旅行途中随时增减衣物，切忌忽冷忽热，影响血压。

二是对出行路线、交通、饮食、住宿、景点情况等提前计划和准备，需要提前预订的都订好，这样出行时更为踏实放心，减少焦虑和不确定性。

最后，别忘了带好降压药，并确认把药放在随身携带的小包中，而不要放在行李箱中托运。在旅行途中，药不离身，以备不时之需。

常规降压药：平时每天吃的降压药是必须带的，这是保障血压平稳的基础。

急救药：合并冠心病者，最好带些硝酸甘油片或速效救心丸等心血管急救药。

量力而行莫勉强

在旅行途中，要根据自己的身体状况安排体力，切勿逞强。

如搬运很重的行李箱这种突然发力的动作尽量不要做，可以让周围的人帮忙。

如果感觉疲劳、体力跟不上、身体不舒服，一定要停下来，哪怕放弃部分景点，受些经济损失，也要保证休息。尤其是登山游览时，切不可勉强登山，攀爬险峰、挑战自我、与人比赛更为不宜。

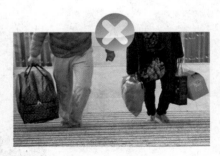

搬重行李最好请他人帮忙，尤其要避免提着重行李上下楼梯。

长途旅行防便秘

很多人外出旅行时容易出现便秘的状况。这是由于长途旅行打乱了日常生活规律，无法保证固定的排便时间，再加上精神紧张、旅行过度疲劳、乘坐交通工具的时间过长，或外出饮食结构改变等，平时没有便秘的人，也容易引起一时性的便秘。

便秘对高血压患者来说是一个危险因素，会造成腹胀腹痛、食欲减退、睡眠不安，排便费力时易造成头晕头胀，还有可能诱发心梗、脑卒中。

如果出现便秘，排便时千万不要过分用力屏气，以免血压急速上升，出现危险。

旅行中的便秘应以预防为主，按以下的方法做，对防治旅途便秘很有效。

🔔 多吃蔬果：尽可能多吃高纤维的新鲜蔬菜、水果，少吃辛辣、油腻、热性大的食物。其中，菠菜、韭菜、黑木耳、海带、甘薯、苹果、香蕉等通便效果比较好。

🔔 多饮水：不少人觉得在旅途中上厕所很麻烦，就不愿喝水，这很容易造成大便干结。如果有条件，喝些蜂蜜水，通便效果更好。

🔔 喝酸奶：酸奶有调整肠道菌群的作用，可有效改善便秘。酸奶中加些蜂蜜，口味及通便效果均会加强。

🔔 带上通便药：如果以往旅途中经常发生便秘，最好带些通便药，一旦上述的饮食法都没有用，还是出现了便秘问题，吃些麻仁润肠丸、口服果导片等，可以起到及时调理的作用。

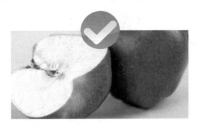

外出更应多吃水果。

随遇而安，要有好心态

外出时还有一个最为重要的准备，就是要有良好的心态。

"计划赶不上变化"，出门前计划得再好，旅行途中还是可能出现各种意外情况。如没赶上车、坐错了站、走错了路、客房出了问题、景点临时关门、突发极端天气、丢了行李物品等，都可能让原有的计划"泡汤"。有些是自身的原因，也有些是他人的原因，不论何种原因，都可能达不到原本预想的目的。

可以解决问题、及时补救当然最好，但在不能挽回的情况下，就显示出心态的重要性了。一味地火冒三丈、怨天尤人、生一肚子气，不光是于事无补，还让血压处于极不稳定的危险状态，得不偿失。

此时最好的方法就是接受现实，随遇而安，一切安排自有天意。看到计划外的风景、体会不一样的旅程，日后说起来没准还是"记忆最深的旅行"呢！

与人为善，避免争执

高血压患者本来性格就比较急躁，外出人多时难免会与人磕磕碰碰、有些争端。尤其是老年人，多比较固执，情绪一上来会比较激动，容易突发心脑血管意外。所以，为了自身安全，也要尽量让自己平和一些，避免争执。外出时记住"与人为善，吃亏是福，得理且饶人"这些话。当然，只要时间允许，最好能避开人潮汹涌的时间段，赶在淡季出行。

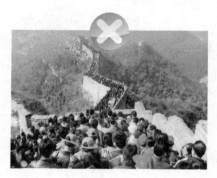

黄金周旺季时出行，拥挤嘈杂，也容易发生争执。

陆

日常饮食与药膳，这样吃能降压

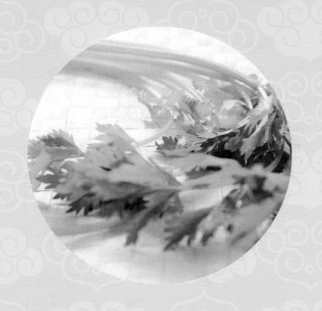

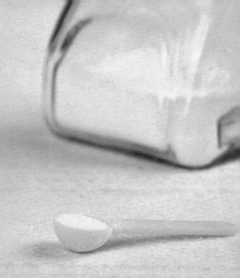

控盐，
降压的关键点

盐对血压的影响

盐是人体必需的调味品，也是维持人体内环境稳定的重要物质。但盐的摄入一旦超标，就会成为高血压的催化剂。高盐饮食导致血液中钠浓度增加，血管外的水分就会在渗透压作用下渗入血管，随之血管中的血容量增加，导致人体血压增高。

控制每日用盐量是控制血压的关键一步。研究发现，每天增加2克食盐，可导致血压升高1~2毫米汞柱。此外，限盐除了具有直接降压，并增强降压药的作用外，还能减轻心脏和肾脏负担，缓解水肿现象。

每天的控盐量

高血压患者一定要提高日常饮食的控盐意识。中国营养学会建议每人每天食盐用量为6克，世界卫生组织建议高血压患者每天摄入盐不要超过5克，而高血压较严重者最好能控制在4克以内。

每天用盐量，是指一天中所有进食的总盐量，包括酱油、味精、麻酱等调味品以及咸菜、咸肉、火腿肠等加工食物中的含盐量。如果减去这些"隐藏"起来的食盐摄入，真正在烹调中加入的盐应该在3克左右。高血压严重者还要酌情稍减。

控盐简易测量法

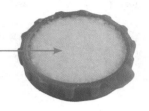

> 高血压患者每日摄入盐量应不超过1啤酒瓶盖（5~6克），这是上限！

🔔 用普通的啤酒瓶盖，去掉垫圈，盛满盐抹平，即为6克。

🔔 不去掉垫圈，松松地抹平，即为5克。

🔔 实际在烹调中加盐的量应为3克左右，即瓶盖去掉垫圈，盛一半左右的量。

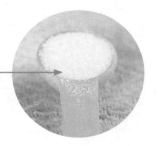

> 盐勺（1平勺＝2克）有各种材质和形状，在网店购买很方便。

控盐也别太教条

　　控盐也不要过于教条刻板。比如盛夏天气炎热时或运动量较大、体力劳动多时，人体大量出汗，随着汗液流失的盐分也会较多。这种情况下，严格控盐容易产生电解质紊乱、脱水、疲惫乏力、精神萎靡、食欲减退等现象。所以，控盐要根据自身状况有所调整，让食盐摄入与人体钠流失保持动态平衡。

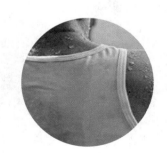

出汗多时，控盐不要过于严格。

容易忽视的高盐食物

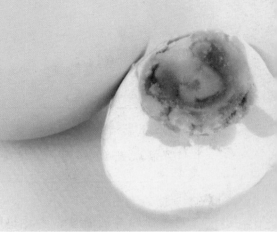

计算每日盐的摄入量时，要把加工食物和调味品中的盐都算进去。我国饮食丰富多样，要想精确计算含盐量几乎是不可能的。高血压患者能做的就是提高控盐意识，少吃含盐量高的食物，调味品的添加也要适可而止，不要追求浓重的口味，养成饮食清淡的习惯。

这些高盐食物要限量

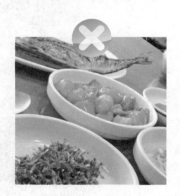

虾皮、海鱼、贝类、海带、紫菜等海产品含盐量较高，腌制晒干成鱼干、海苔后就更咸了。

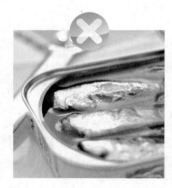

加工成罐头的肉、鱼、蔬菜、水果等制品，为了延长保质期，含盐、含糖量均极高。

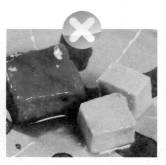

咸菜、泡菜、酱菜、榨菜、萝卜干、腐乳等含盐量极高。

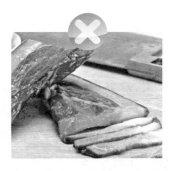

腌腊肉、咸肉、熏肉、火腿、酱牛肉、牛肉干、咸鸭蛋、烧鹅、盐水鸭、酱鸭等均为高盐食物。

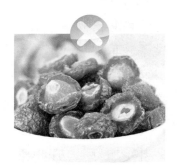

话梅、果脯、炒瓜子、椒盐花生、肉松、方便面、饼干、薯片等小零食，也含有大量的盐。

这些调味料要少放

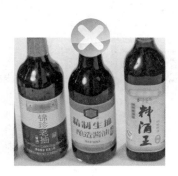

酱油、味精、鸡精、鱼露、美极鲜以及浓肉汁、调味汁、浓汤宝等调味品含盐量都很高。如20毫升酱油中含有3克盐，老抽的含盐量又高于生抽。

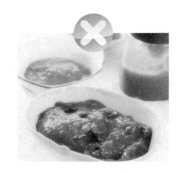

黄酱、甜面酱、麻酱、老干妈、豆瓣酱、花生酱、咖喱酱、沙茶酱、鱼子酱等都含有大量盐。如10克黄酱中含有1.5克盐，在烹调和蘸食时均不宜多用。

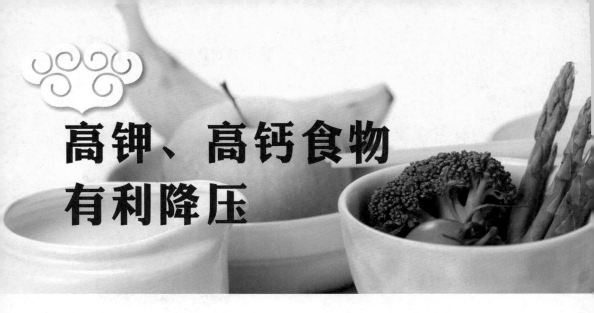

高钾、高钙食物有利降压

控盐与补钾要同时进行

钾是人体必需的矿物质，参与细胞内外酸碱平衡的调节，是维持细胞内渗透压的主要物质。此外，体内的钾还与蛋白质合成关系密切，参与维持血糖及其免疫功能的稳定和正常。

研究表明，人体高钠、低钾的状态会增大高血压、冠心病、脑卒中的患病风险。如果没有增加钾的摄入量，只是单纯减少钠盐的摄入，即使控盐做得再好，也未必能有效地降低风险。

所以，在饮食中，除了要降低钠的摄入量，还要同时补充钾，才能有效降血压。

高钾食物有哪些

大部分食物中都含有钾，但蔬菜和水果是最好的来源，尤其是色彩鲜艳的水果、深色或绿色蔬菜等都是钾的优质来源。通常，我们一天只要摄入500克（1斤）左右的新鲜蔬果，就能满足我们对钾的需求。

含钾高的食物有：香蕉、橙子、桃子、苹果、西瓜、红薯、菠菜、土豆、香菇、木耳、芦笋、绿豆、黄豆、红豆、豌豆、紫菜、海带、花生、南瓜、西蓝花、彩椒、银耳、开心果、莲子、百合、香菜、竹笋、核桃、松子、莲藕、柿子等。

选择低钠富钾盐

用低钠富钾盐代替普通食盐烹调，也可以弥补日常摄入盐过多而钾不足的状况。低钠盐也叫富钾盐，其中，氯化钠约为70%，氯化钾约为30%，通过减钠增钾，起到降低血压、改善血管功能、缓解动脉粥样硬化的作用。

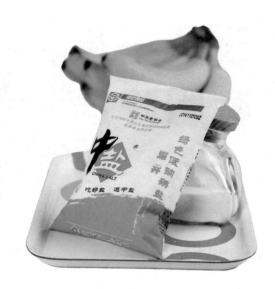

补钙有利于稳定血压

人体中的钙除了维护骨骼和牙齿之外，血液中的钙离子还能防止血管的紧张性收缩，改善血管弹性，从而起到降压作用。

研究发现，人体缺钙也是引起高血压的因素，而在饮食中增加钙的摄入量，可以降低高血压的发生率。高血压患者服药的同时适当补钙，能提高降压效果。尤其是老年高血压者，补钙还是防治骨质疏松和腰腿痛的良方。

高钙食物有哪些

牛奶、酸奶、奶酪、奶片等奶制品是钙的最佳食物来源。容易腹胀或便秘者可多选择酸奶。

黄豆及豆腐、豆浆、豆干等豆制品含钙量也很高，但不及奶制品。

芝麻、坚果、蘑菇、紫菜等食物是很好的补钙品。尤其是黑芝麻，对老年人降压、通便、润肤、抗衰老都有好处。

肉、禽、蛋、鱼等含钙量都较高，高血压患者可适当食用。

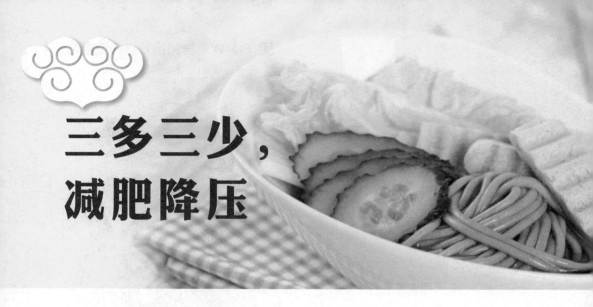

三多三少，减肥降压

控制体重有助降压

肥胖是造成血压偏高的重要因素之一，因此，高血压患者要格外重视控制体重。通过合理的饮食调理可以起到减重的作用，尤其是减掉腹部多余的脂肪，对保持健康身材、控制血压波动非常有效。

要想减重，就要在饮食中远离那些高糖、高脂肪、高胆固醇的食物，不仅可以减轻肠胃压力，同时也能减轻心血管的负担，且有利于避免高血压并发高血脂、动脉硬化、心脏病、糖尿病等其他病症。

为了达到控制体重的效果，肥胖型高血压患者在日常饮食中应遵循"三多三少"的原则，即"多蔬果、多纤维、多清淡，少油脂、少加工、少调味"。长期坚持，养成习惯，体重、血压都能得到良好的控制。

高血压的原因复杂多样，肥胖者更容易高血压，但并不是说体形瘦的人就不会患高血压。不论胖瘦，只要按照"三多三少"的原则进食，对降压都有好处。

"三多三少" 的原则

多吃各式新鲜的蔬菜、水果，颜色越丰富越好。

多吃高膳食纤维食物，如粗粮、薯类、豆类、藻类食物。

多吃调味少、清淡爽口、保持食物原味的菜品。

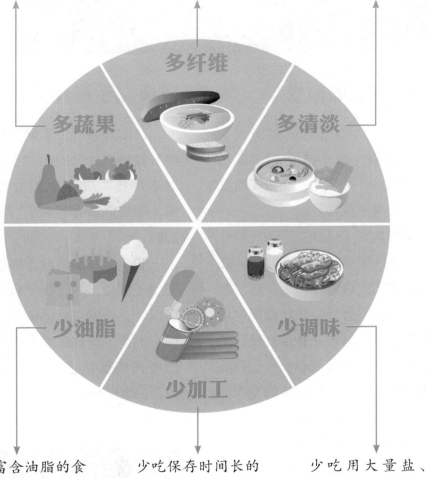

少吃富含油脂的食物，如动物油、植物油、奶油等。

少吃保存时间长的加工食品，如熟食、肉制品等。

少吃用大量盐、糖、酱、辣椒等调味的重口味食物。

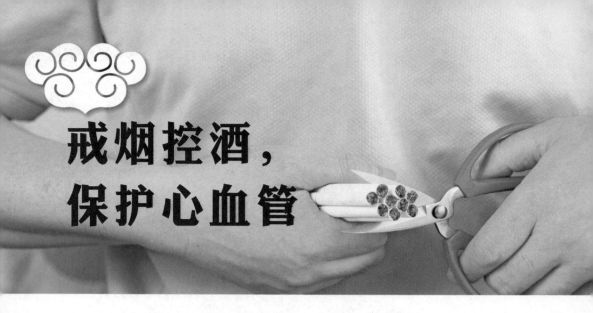

戒烟控酒，保护心血管

吸烟损害心血管

吸烟对心血管危害极大。研究证明，吸一支烟后心率每分钟增加5~20次，收缩压增加10~25毫米汞柱。

烟内含有尼古丁、一氧化碳、焦油等有毒、有害物质。在这些物质的联合作用下，除了呼吸系统受损外，心血管系统也会不堪重负，导致动脉粥样硬化的发生，进而引起冠心病、心绞痛或心肌梗死、脑卒中等的发作。可以说吸烟是有百害而无一利。

无论有无高血压，我们都提倡戒烟。如果已经是高血压患者，则必须戒烟，否则，很容易向恶性高血压的方向发展。

远离二手烟环境

长期处于"二手烟"的环境中，健康所受到的损害不亚于主动吸烟者，尤其是对女性、儿童、慢性病患者等有不可忽视的影响。

如果是妊娠高血压患者，为了母子健康，除了保证自己不抽烟以外，更要注意远离二手烟环境。而作为高血压患者的家人，也要严格要求自己，关爱身边人，抽烟时自觉离远些。

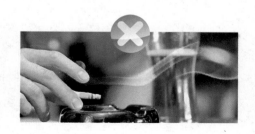

饮酒要限量

与吸烟相比，饮酒并不需要完全禁止，只是应该限量。少量饮酒对心血管有一定的益处，可扩张血管，活血化瘀，但大量饮酒、嗜酒无度则肯定有害。

长期大量饮酒会导致动脉硬化，加重高血压。研究表明，每日酒精摄入量超过20毫升时，血压就会明显升高，而超过80毫升时，高血压、脑卒中的发病率大幅增加。高血压患者长期嗜酒成瘾，还会影响降压药的疗效，使血压难以控制。

🔔 尽量少饮烈性白酒。饮烈性酒者血压比饮啤酒或葡萄酒者更高，当减少饮酒量或饮酒浓度改为低度酒时，已升高的血压会明显下降。

🔔 轻度高血压患者每日饮酒不超过以下限度，每周饮酒不超过2次。

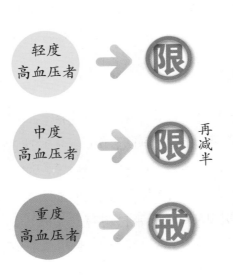

轻度高血压者 → 限

中度高血压者 → 限 再减半

重度高血压者 → 戒

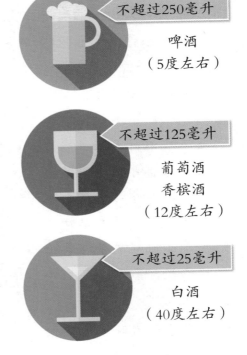

不超过250毫升
啤酒
（5度左右）

不超过125毫升
葡萄酒
香槟酒
（12度左右）

不超过25毫升
白酒
（40度左右）

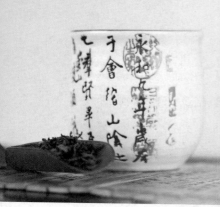

随时随地，清茶一杯

一杯清茶可清热除烦、降压降脂、清利头目、提神醒脑，非常适合中、轻度高血压患者稳定血压。尤其是肝火上亢者，每天适当喝茶，有助于改善头目晕眩胀痛、心神烦乱燥热等症状。

茶分为普通茶和药茶。

🔔 茶不要泡得太浓，喝清茶、淡茶才好。浓茶会兴奋神经中枢，使心脏收缩加强，心率加快，增加心肌耗氧量，易出现心慌、胸闷、气短等情况。

🔔 容易失眠者晚间不宜饮茶。

普通茶

一般为绿茶、红茶、乌龙茶、普洱茶等，以天然茶叶加工而成，日常泡饮最为方便。

绿茶偏寒，脾胃虚寒者不宜多饮。红茶及乌龙茶为发酵茶，适应面较广，各类人群均宜。"肝阳上亢"的高血压患者宜四季都喝绿茶。

药茶

药茶是用一些中草药泡饮，或与茶叶配合泡饮，每日可多次冲泡，代茶饮用。根据自身情况喝对药茶，对稳定血压有显著效果。常见的降压药茶材料有：桑叶、菊花、枸杞子、荷叶、罗布麻、葛根、杜仲、莲子心、决明子、绞股蓝、玉米须等。

生气血压升，
还会吃不下饭

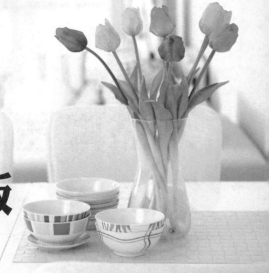

生气影响脾胃功能

我们经常听到有人说"气都气饱了！"因为生气而吃不下饭的情况很多见。这是由于怒伤肝，肝气横逆犯胃，从而影响脾胃功能，造成肝胃气痛、胸腹胀满、没有食欲。

高血压患者性情比较急躁易怒，情绪波动大，但在吃饭时间千万不要生气，尽可能保持心情愉悦平和。享受美食时，要把注意力集中在食物上，有什么烦心事，餐后再说吧！否则，长期郁闷气结，消化功能紊乱，不仅血压得不到良好的控制，还容易引发胃病。

吃饭时避免做这些事

🔔 **教训孩子**：有些家长常在餐桌上教训孩子，越说越气，大人、孩子都吃不好饭！

🔔 **发泄不满**：与他人倾诉发泄心中不满，有利于调节心情，但不宜在餐桌上进行，以免情绪起伏较大，难以平静进食。

🔔 **苦闷独酌**：就餐时心情不佳、苦闷孤郁、借酒消愁，会加大心血管意外的风险。

🔔 **谈判应酬**：在餐桌上谈生意、计算得失，会使人精神紧张焦虑，影响消化功能。

天然降压食物大清单

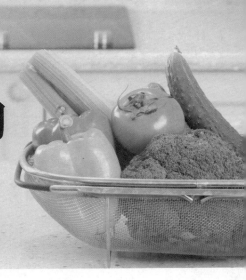

"食物就是最好的医药"，日常饮食中常见的一些食物有天然的降压作用。轻度高血压患者多吃这些食物，就能把血压稳下来；中度、重度高血压患者多吃，也有助于控制病情发展，避免各种并发症及心脑血管意外的发生。

芹菜

芹菜是"天然降压药"，是高血压患者的首选食物。它有清热除烦、平肝利尿的功效，主治肝阳上亢引起的高血压、头痛、头晕、烦渴、水肿、便秘、失眠等，适合肥胖、饮食油腻、肝火过旺、易烦躁的高血压患者。

柚子

柚子是高钾水果，其清热、生津、化痰，降血压作用明显，并可降低血液黏稠度，减少血栓形成，有效预防脑血栓、脑卒中等。适合轻度高血压或由于紧张、焦虑等引起的一过性高血压者。

白萝卜

白萝卜清热生津、下气宽中、顺气化痰，有助于缓解胀气、食积、肥胖、便秘等问题，有一定降压效果，爱生气的人多吃萝卜有顺气作用。

冬瓜

冬瓜是高钾低钠食物，可利水消肿、化痰止渴，通过利尿来降压，并同时有降脂、降糖、减肥作用，适合代谢综合征患者。

胡萝卜

胡萝卜可补肝明目、滋阴养血、健脾消食，有助改善便秘，有一定的降压作用，对预防高血压眼病也有益。

大白菜

大白菜可清热解毒、利尿通便、益胃生津、除烦止渴，应作为秋冬季节高血压患者的常备家常菜。

荸荠

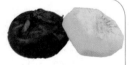

荸荠也叫马蹄，可清热解毒、凉血生津、利尿祛痰，常用于降压、降糖、防感染，尤宜烦热口渴、便秘、目赤咽肿、痰热咳嗽的高血压者。

菠菜

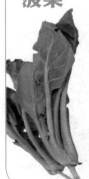

菠菜可止渴润燥、清肝明目、通利胃肠，有助于缓解高血压所致头痛目眩、烦热口渴、风火赤眼、便秘等。

番茄

番茄可生津止渴、促进消化、解毒利尿、清热凉血，对稳定血压、降低血脂、保护心血管有良好的作用。

黄瓜

黄瓜可清热利水、生津止渴、减肥降压、消肿解毒、去火除烦，适合阴虚火旺、肝阳上亢的高血压患者。

海带

海带富含的碘、钙、钾，有利于人体降血压和降胆固醇，可预防心血管病。海带还有清热解毒、软坚散结、缓解便秘、抗凝血等功效。

黑木耳

黑木耳可清肠排毒、净化血液，对降血压、降血脂、降血糖、预防血管硬化和冠心病十分有益，是心血管保护神。

莴笋

莴笋是高钾低钠食物，可清热利尿、促进消化，对高血压、水肿、心脏病等均有一定食疗作用。

银耳

银耳可补脾开胃、益气清肠、养阴润燥，尤宜阴虚火旺、肝阳上亢型高血压、血管硬化、眼底出血、肺热燥咳、虚热口渴者。

西瓜

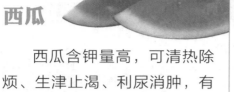

西瓜含钾量高，可清热除烦、生津止渴、利尿消肿，有降血压作用，能缓解上火咽肿、烦躁、目赤、尿黄尿少，是夏季的天然降压品。

绿豆

绿豆可清热解毒、利尿消肿，能缓解烦热口渴、头痛目赤、口舌生疮等不适，适合高血压、高血脂、动脉硬化、糖尿病、肾炎患者常吃。

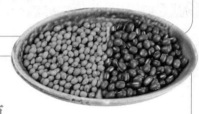

梨

梨可清热凉血、生津润燥、止咳化痰、利尿通便、降压除烦，可缓解高血压者燥热烦渴、目赤咽肿等不适。

红豆

红豆是高钾食物，可清热解毒、利尿消肿，有降压作用，常用于高血压、小便不利、便秘、水肿、尿路感染。

苹果

苹果高钾低钠，有利于降血压，并可促进消化、调理肠胃、通便排毒、宁神安眠、消除烦躁，尤宜高血压、高血脂、肥胖、便秘、心烦者。

香蕉

香蕉是高钾食物，可润肠通便、降压除烦、清热解毒、利尿消肿，适合高血压兼有便秘、烦躁者食用。

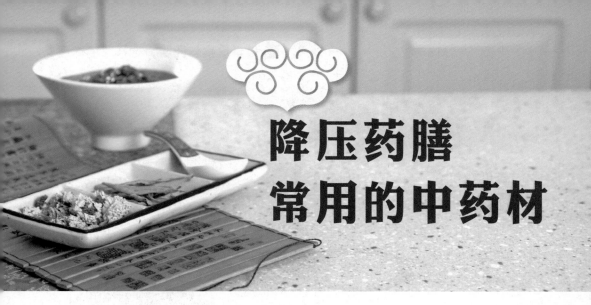

降压药膳
常用的中药材

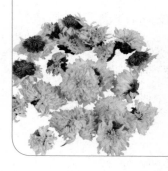

菊花

菊花有疏风清热、清肝明目的功效，并能显著降低血压、解热、抗炎，常用于肝阳上亢或风热上扰所致高血压、头痛、眩晕、目赤肿痛、眼目昏花、心胸烦热、失眠等。用量5~10克。一般疏散风热宜用黄菊花，清肝明目宜用白菊花。菊花性微寒，体质虚寒者不宜多用。

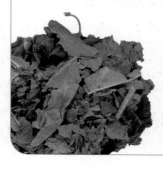

桑叶

桑叶有疏散风热、清肺润燥、清肝明目的功效，常用于风热上攻或肝火上炎所致血压高、目赤肿痛、眼目昏花、头晕头痛等，对风热感冒发热、肺热燥咳、下肢水肿等也很有食疗效果。用量5~10克。脾胃虚寒者不宜多用。

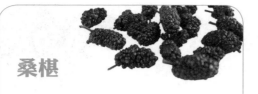

桑椹

　　桑椹可滋补肝肾、益精明目、生津润燥、降压除烦。对高血压、高血脂、冠心病、糖尿病、贫血、神经衰弱等病症均有辅助疗效，尤其对肝肾不足引起的高血压、头晕目眩、耳鸣心悸、烦躁失眠、肠燥便秘、视网膜病变等有一定疗效。

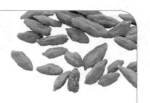

枸杞子

　　枸杞子可滋补肝肾，益精明目。常用于肝肾阴虚所致虚劳精亏、腰膝酸痛、眩晕耳鸣、血虚萎黄、目昏不明等。尤宜老年衰弱性高血压、高血脂、糖尿病患者，且能预防高血压并发眼疾及肾病。用量6~12克。

罗布麻叶

　　罗布麻叶有平抑肝阳、清泻肝热、利尿的功效，可用于肝阳上亢及肝火上攻引起的头晕目眩、烦躁失眠等。除了降压外，还有降血脂、降血糖、消水肿、止咳平喘、改善消化不良和便秘的功效。用量6~12克。

决明子

　　决明子可清热明目、润肠通便，常用于目赤涩痛、头痛眩晕、肠燥便秘等症。其降血压作用明显，多用于肝阳上扰、头晕目眩的高血压患者。用量9~15克。决明子有一定的缓泻作用，脾虚腹泻者不宜。

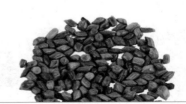

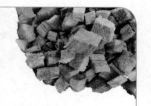

葛根

葛根可退热生津，有明显降压作用，能缓解高血压患者的"项强"症状（即脖子感觉发硬），临床常用于高血压颈项强痛，也适用于高血压兼有糖尿病或冠心病者。用量9~15克。葛根性凉，虚寒者忌用，胃寒呕吐者慎用。

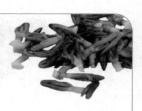

莲子心

莲子心可清心安神、降火除烦，有明确的降压作用，对保护心血管有益。常用于高血压所致心烦口渴、眩晕、神昏、失眠等症。用量2~5克。由于莲子心性寒苦涩，脾胃虚寒、便溏者慎用。

杜仲

杜仲有补肝肾、强筋骨的功效。常用于肾虚腰痛、筋骨无力等。杜仲还有良好的利尿、降压功效，能改善头晕、失眠等症状，对早期高血压以及老年高血压、妊娠高血压疗效较好。用量6~10克。杜仲性温，阴虚火旺、有表邪及内热者慎用。

夏枯草

夏枯草可清火明目、散结消肿，尤擅清泄肝火，有明确的降压作用，常用于肝火上炎所致目赤肿痛、头痛眩晕，并对淋巴结节、腮腺炎、乳腺炎、甲状腺肿大及肝病等有一定的防治作用。用量9~15克。夏枯草性寒，脾胃虚寒者慎用。

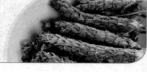

天麻

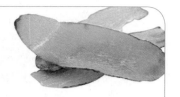

天麻可息风止痉、平抑肝阳、祛风通络，常用于高血压的辅助治疗，尤宜肝风内动所致眩晕眼花、头胀头痛、肢体麻木、癫痫抽搐、风湿痹痛以及脑卒中所致肢体不遂、语言不顺等。天麻甘平质润，一般人皆宜，用量3~10克。

荷叶

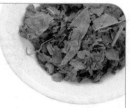

荷叶有清热解暑、利尿消肿、凉血止血的功效，又是天然清泻剂，既可通大便，又能利小便，也常用于降压、降脂、减肥、防治冠心病、消水肿等，尤宜腹部肥胖、下肢水肿者。用量3~10克。体虚便溏、腹泻者不宜用。

山楂

山楂可健胃消食、行气活血、散瘀止痛，且有强心、降血压、降血脂、软化血管、抗心肌缺血的作用，对防治高血压、高血脂、冠心病、缓解心腹刺痛、心动过速等有一定的作用。用量9~12克。

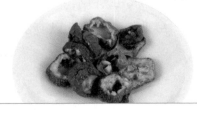

玉米须

玉米须是天然利尿剂，可利尿消肿、益肾、平肝利胆。常用于高血压、肾炎、肝炎、糖尿病、尿路结石、小便不利等，尤宜高血压兼有糖尿病、肾病水肿者。用量15~30克，鲜者加倍。

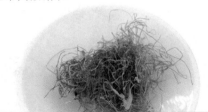

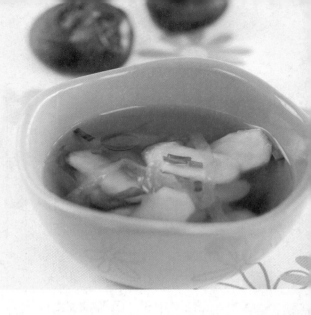

经典有效的降压食谱

这些食谱有些是民间流传的，有些是医书记载的，降压疗效久经考验，高血压患者可根据自身情况选择食用。

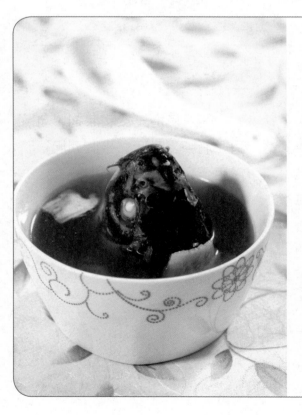

天麻鱼头汤

材料： 天麻10克，鲤鱼头1个。

调料： 料酒、姜片、葱段各10克，盐、胡椒粉各适量。

做法： 将鱼头放入砂锅中，加水烧开，撇净浮沫，放入天麻和各调料，小火炖煮40分钟，至肉烂汤浓即成。

此汤降压补脑，可用于肝阳上亢及风痰上扰所致眩晕头痛、神经衰弱、耳鸣、肢体麻木等。

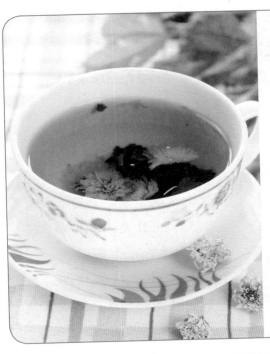

桑菊饮

材料：霜桑叶8克，菊花5克。

做法：将两味药放入茶壶中，以沸水冲泡，加盖闷15分钟后代茶频饮。

🔔 疏风，清热，明目。适用于肝阳上亢或风热上扰所致高血压、头痛眩晕、头重脚轻、烦躁易怒、目赤涩痛、多泪及风热感冒初起者。

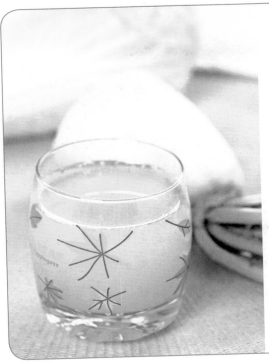

萝卜白菜饮

材料：白萝卜（或青萝卜）、大白菜各150克。

做法：白萝卜洗净，切片；大白菜洗净，切成块。煮锅中加适量水烧开，倒入萝卜片和白菜块，煮15分钟，滤出汤汁饮用。

🔔 清热生津，除烦止渴，理气降压，润燥通肠。可改善高血压、烦热燥渴、便秘、气滞胀满等不适。

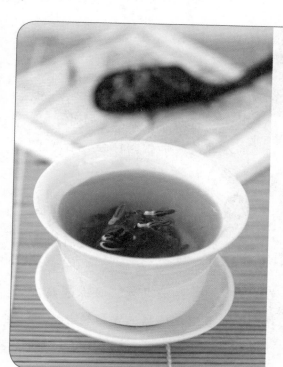

莲子心茶

材料：莲子心2克，绿茶5克，冰糖适量。

做法：将所有材料放入杯中，以沸水冲泡15分钟后代茶频饮。

🔔 清心除烦，生津止渴，能清心火、平肝火、泻脾火、降肺火。可用于高血压、头晕、心悸、烦躁口渴、失眠、目赤肿痛等症。虚寒便溏者不宜饮用。

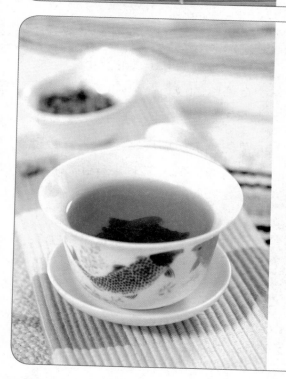

罗布麻茶

材料：经蒸炒揉制过的罗布麻叶6克。

做法：将罗布麻叶放入杯中，以沸水冲泡15分钟后代茶频饮。

🔔 平肝息风，清热降压。适合肝风内动或风热上扰所致高血压，可缓解眩晕、头痛、失眠、惊痫、抽搐等现象，并有一定预防感冒、调节免疫功能的作用。

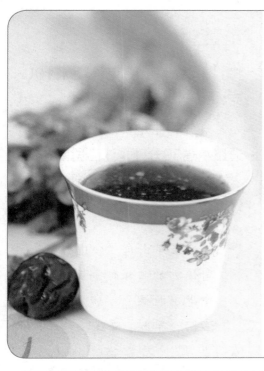

芹菜红枣汁

材料：芹菜150克，红枣20克。

做法：芹菜洗净，切段；红枣切半，去核。二者入锅中，加适量水，煎煮25分钟，取汁饮用。

降血压，安心神，助睡眠。用于早期高血压，能缓解头痛、头晕、烦躁、失眠等，有助于稳定病情。

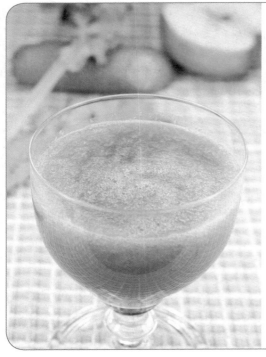

胡萝卜果汁

材料：胡萝卜、芹菜、苹果各100克。

做法：胡萝卜、苹果分别去皮，洗净，切块。与芹菜一起放入榨汁机中，加适量水，搅打成果汁，过滤取汁饮用。

以上蔬果一起打汁饮用，降血压效果明显，且清香甜美，有助于缓解不良情绪，安神助眠。

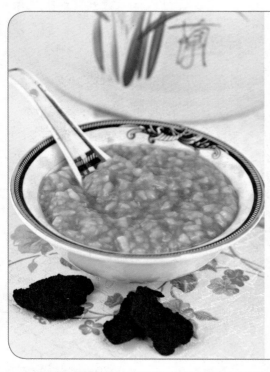

地黄粥

材料： 生地黄15克，粳米100克，蜂蜜适量。

做法： 先将生地黄放入锅中，加适量水煮30分钟，滤渣留汤，倒入淘洗净的粳米，煮至粥成，加蜂蜜食用。

此方最早出自《食医心鉴》，俞慎初的《保健药膳集粹》中也有收录。早晚服食，可滋阴、养血、降压。

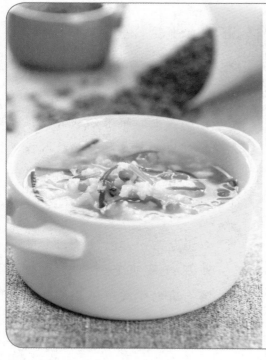

绿豆海带粥

材料： 绿豆、海带各50克，粳米100克。

做法： 将海带洗净，切丝，与绿豆、粳米一起放入锅中，加适量水，煮至粥成。

绿豆、海带都有很好的降压作用，且能利尿通便，可降火退热、消除水肿、改善便秘、清利头目，预防血管硬化，缓解目赤咽肿等炎症。

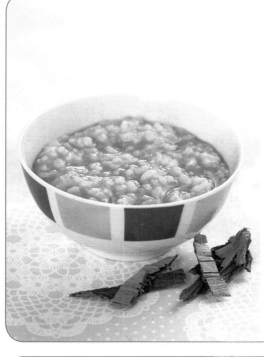

荷叶粥

材料：干荷叶5克（或新鲜荷叶1张），粳米100克，冰糖少许。

做法：将荷叶加水煎汤，再取荷叶汤与粳米、冰糖一起煮粥食用。

🔔 荷叶能升发清阳、散瘀清热。用于降血压，利小便，消水肿，适合血压高、肥胖、水肿、便秘及高血脂、冠心病者食用。便溏、腹泻者不宜用。

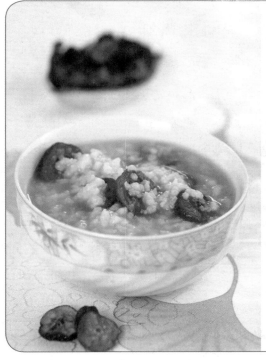

山楂粥

材料：干山楂15克（或鲜山楂30克），粳米100克，白糖适量。

做法：将山楂加水煎汤，再用此汤煮粳米至粥成，食用前加入白糖缓和酸味即可。

🔔 行气活血，化瘀止痛，消除积滞。适合高血压、高血脂、动脉硬化、冠心病者常食。

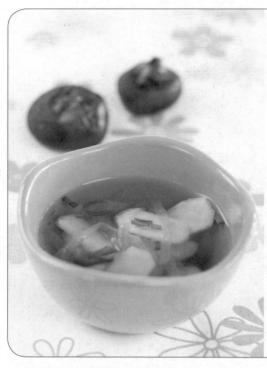

雪羹汤

材料：荸荠100克，海蜇丝50克，香葱末少许。

调料：香油5克，醋少许。

做法：将荸荠去皮，切片，放入煮锅烧开的水中，小火煮10分钟，倒入海蜇丝，煮沸后加入香葱末和调料即可。

清热化痰，消积润肠，常用于阴虚阳亢型高血压，可缓解头脑昏胀、口干、便秘等不适。

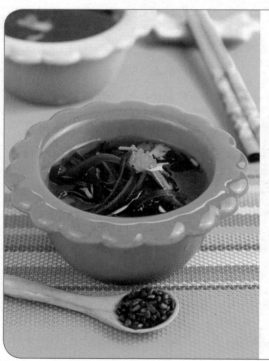

决明海带汤

材料：海带20克，决明子10克。

做法：将海带与决明子一起加水煎煮，至水剩一半时即成，饮汤吃海带。

清泻肝火，平抑肝阳，降压降脂，利尿通便。适合高血压、高血脂、肥胖、便秘、水肿、目赤红肿、咽喉肿痛者食用。便溏、腹泻者不宜。

柒

运动加按摩，
有助降血压

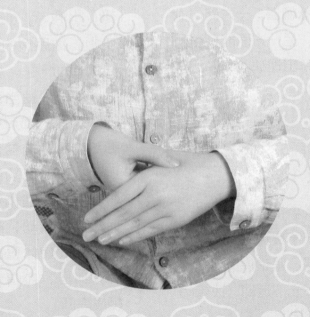

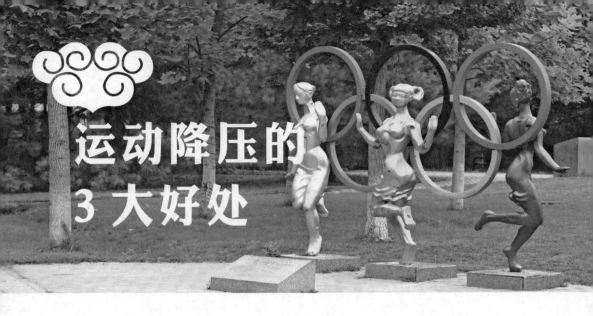

运动降压的3大好处

畅通血脉

运动可以扩张血管，改善血流，化解瘀滞，让血管更有弹性，全身血脉畅通。一方面使血压稳定下降，另一方面能预防动脉硬化，避免出现缺血、缺氧等情况。

改善心情

运动使人精神放松、心情愉悦，可以调节不良情绪，宣泄体内的郁闷积滞、紧张焦虑。建议多在温暖的阳光下运动，改善心情的效果非常显著。

促进代谢，减轻体重

高血压患者多存在代谢障碍的问题，如便秘、小便不利、水肿等，兼有肥胖、高血脂、糖尿病的人，代谢障碍就更为严重。

运动中适当出汗、呼吸加快加深，都可以带走多余的热量和体内盐分，降低血压，提高心肺功能和人体代谢率，并能强化脾胃功能，促进肠胃蠕动，改善水液代谢，从而使体重得到有效控制，血压、血脂、血糖均会相应降低。

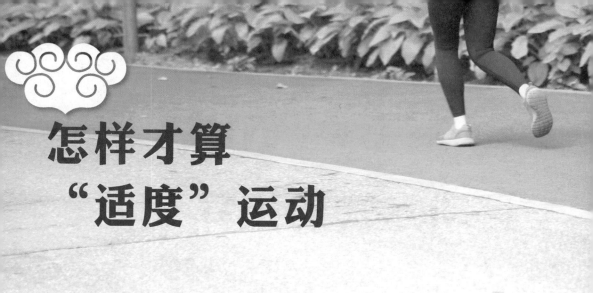

怎样才算"适度"运动

适度运动对降压非常有益，轻度高血压患者甚至通过适当的饮食加运动，就可以使血压保持平稳，而不用依赖药物。但掌握合适的"度"非常重要，运动过度也容易发生意外危险。

运动不是人人皆宜

 适合运动者

临界高血压
轻度高血压
病情稳定的中度高血压

 不宜运动者

病情不稳定的中度高血压
重度高血压
有严重并发症者

"适度"的原则是什么

低强度，运动量小

动作柔和，安全平稳

无明显疲劳

量力而行，循序渐进

微微出汗，无大汗

心率不过快，呼吸不急促

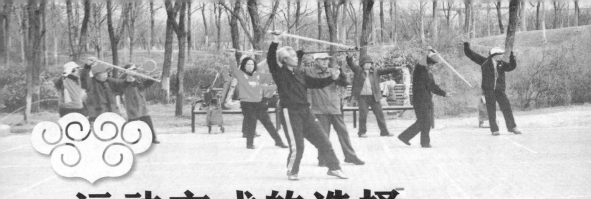

运动方式的选择

根据自身情况，选择运动方式

不同类型的高血压患者，运动强度和方式也有所不同。应根据自己的年龄、体质、病情轻重来选择适宜的运动方法，量力而行。

肝阳上亢型

静心的运动

肝火旺盛、肝阳上亢的高血压患者不主张大量运动。可以选择散步、太极拳、打高尔夫球、静坐、垂钓等静心的运动方式，使情志畅达、血压平稳。

年老虚弱型

舒缓的运动

以节奏较慢、强度较低的全身运动为主，如太极拳、慢走、甩手等。舒缓的运动有助于提升和恢复体内正气，使气血平和，又避免加重身体损耗。

痰湿阻络型

增大运动量

年轻、肥胖的高血压患者运动量可适当增大，可选择慢跑、游泳、骑自行车、保健操等。增加运动量可"助阳化湿"，改善代谢障碍，而起到降压作用。

这类运动较适宜

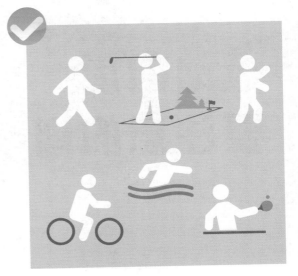

高血压患者宜选择低强度的有氧运动，如步行、慢跑、游泳、匀速自行车、高尔夫球等，或动作舒缓轻柔的平衡运动，如太极拳、太极球、乒乓球、保健操等。以上这些运动，也都要以轻松玩乐的心态参加，而不要抱以竞技比赛的心态。

这类运动应避免

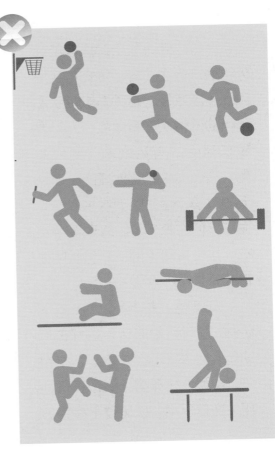

不宜选择运动量过大、激烈对抗、需要爆发力、速度过快、体位改变过大、低头弯腰、摇晃头部、不稳定以及用力过度的运动项目。

避免做深蹲、甩头、扭转、憋气以及用力推、拉、举、翻滚、跳跃等动作。

避免参加有成绩要求的体育训练以及紧张竞技的比赛活动。

运动前后
要注意的细节

不要空腹运动

有不少老人早上起床以后就外出锻炼去了，等锻炼完再买好早点回家吃饭。这种在饥饿状态下运动的做法非常危险，尤其是较长时间的有氧运动，更应避免。清晨本来就是血压高、血糖低的时段，运动时很容易发生高血压、低血糖现象，导致头晕眼花，甚至突然摔倒，发生心脑血管意外。

如果要上午10点以后或下午4点以后运动的话，最好在运动前半小时少量加餐（吃些饼干、牛奶、水果等），以保证血压、血糖平稳，以免过于疲劳。

不要饱食后马上运动

在刚刚饱食的情况下，全身血液要调动起来向消化系统集中，以保证更好地消化食物，此时心血管的负担本已加重，再马上运动，不仅会影响消化功能，还会让心脏负荷雪上加霜，容易发生意外。

最佳的运动时间应在饭后1~3小时内，这个时段既非空腹，也非饱腹，血压、血糖都比较平稳，是比较安全的时期，运动量稍大也不易发生危险。

如果想要晚饭以后去运动，最好只是散步、甩手等运动量较小的运动方式。

运动中注意心率和血压

运动中要随时测量血压和心率，如发现运动一段时间后，血压和心率一直在上升，那么要逐渐减少运动量，甚至停止运动。只有血压变化不太大、身体觉得轻松舒适，才是安全适度的。

现在有不少随身监控设备，如运动手环、智能手机的健康APP等，监测血压、心率十分方便。准确性虽不如血压计，但用作运动时的参考还是可行的。

合并有心脏病的高血压患者，运动时尽量将药带在身上。

运动切忌出汗过多

运动切勿出大力，流大汗，出汗过多、过于疲劳，会造成气血受损、伤津耗液、血液浓缩，血压容易波动不稳。尤其是伴有心率过快、头晕头痛、疲劳乏力、食欲减退时，说明运动量过大，超过了身体耐受程度，应赶快停下来休息，多喝水来缓解。

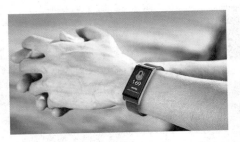

智能手环随时监测血压、心率。

运动后不要马上洗热水澡

热水的刺激使血液大量涌向肌肉与皮肤，导致其他器官供血量不足，尤其是造成心脏和脑部等重要器官供血不足。与此同时，运动后呼吸还未平稳，接着就进浴室，在空气不流通的情况下，大脑很容易缺氧。因此，运动后立即洗热水澡，常会出现头晕眼花、全身无力等症状，严重者还可引起虚脱休克、晕厥、心肌梗死、脑梗死等。

正确的方法是：运动后先休息30分钟，再选择温水淋浴冲洗，5~10分钟内完成。水温不要太高，以36~40℃为好。

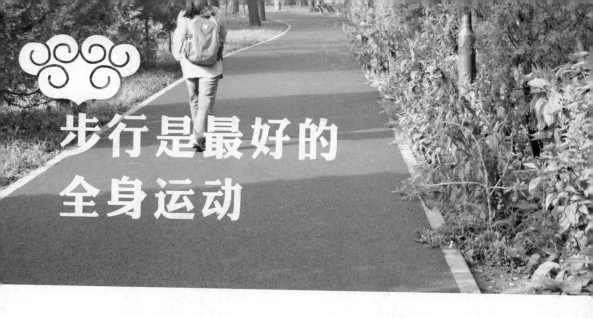

步行是最好的全身运动

步行是人类最佳的运动方式，也是最安全、柔和、适合高血压患者的运动。进行轻松、有节奏的步行，能改善全身供氧状况，放松紧张的神经，促进血液循环，缓解血管痉挛的症状，从而促进血压下降，稳定血压。此外，步行还有助于加速体内脂肪的消耗，降脂降糖，并能促进睡眠，提高免疫力。

各类高血压患者均适合步行锻炼，步行的时间、速度、距离可根据自身状况调整。一般每天1~2次，每次不少于30分钟，效果才会好。给自己订一个小目标，如每天6000步（约4千米），用手机计步器监督一下。

🔔 步行以中速为宜，即80~100步/分。重度高血压患者不宜快走，散步即可，速度、距离、时间均要相应缩短。

🔔 以微微出汗、心率100~110次/分为宜。

🔔 步行时挺胸抬头，步伐大小适中，保持一定的节奏。要摆起手臂，也可适当拍打胸腹及腰背。

🔔 最好在空气清新处步行，森林公园最佳，有专用步行道更好。雾霾天不要出行！

🔔 选择舒适合脚、柔软透气的鞋和袜。

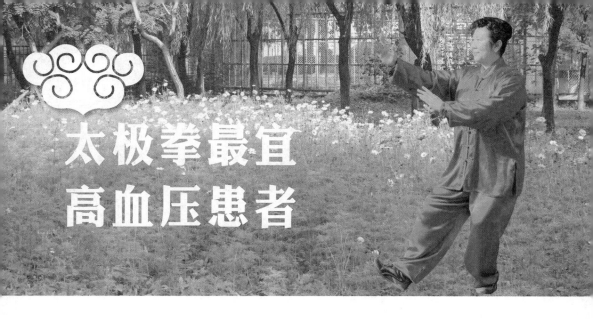

太极拳最宜高血压患者

太极拳是在气功的基础上，结合不同流派的拳术演化而来的。它巧妙地融合了气功与拳术的长处，动静结合，刚柔相济，是我国独特的养生方法之一，尤其适合中老年人，特别是高血压患者锻炼。

高血压患者不宜进行大运动量锻炼或剧烈运动，而太极拳动作舒缓沉稳，速度也较慢，能提高平衡性和协调性，在锻炼筋骨肌肉、活化气血的同时，还能起到宁心静气、调养精神的作用。

除了比较危重者之外，太极拳适合所有高血压患者，可根据自己的体力和病情，控制动作幅度和时间长短。

🔔 一般每天可进行1~2次，室内外均宜。应选择无风、安静之处，有阳光、青草相伴更佳。

🔔 打太极拳时要做到心静体松。在思想上，排除一切杂念，不受外界干扰；在身体上，有意识地让全身关节、肌肉等达到最大限度的放松状态；在呼吸的控制上要自然、放松。

🔔 穿上宽松、吸汗、透气的衣裤，平底、柔软的布鞋或运动鞋，打太极最为舒适。

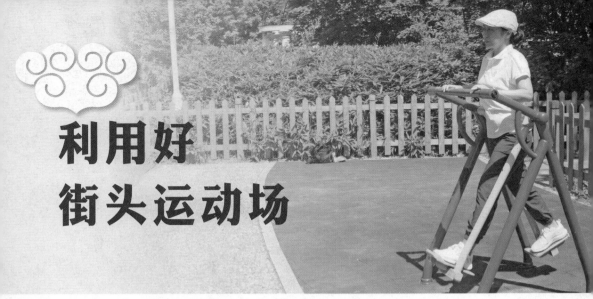

利用好
街头运动场

在各个公园、小区，我们经常会看到成套的户外健身器材。千万别小看这些看似普通的健身器材，它们都是比较适合中老年人进行锻炼的器械。一方面，利用好我们身边的这些健身器材，对增加日常活动量、适度锻炼、舒缓紧张的神经非常有益。另一方面，和周围的熟人、邻居聊聊天，还能促进交流、疏解不良情绪。

但不是所有器材都适合高血压患者，在运动时要有所选择。

这些健身器材较适宜

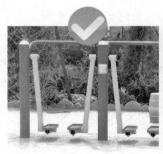

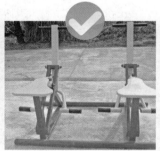

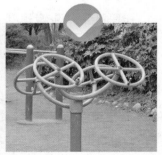

太空漫步机类似步行，可改善下肢循环。

健骑机类似骑自行车，可锻炼下肢力量。

太极转盘可活动肩背、上肢。

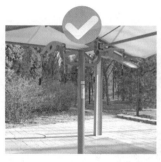 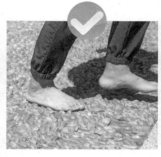 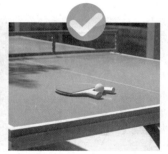

拉伸器可活动肩颈及上肢，可改善肌肉僵硬、麻木。

走石子路可以刺激足底穴位，促进全身血液循环。

轻松地打乒乓球，运动量适中，但不要打比赛。

这些器材要小心

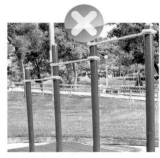 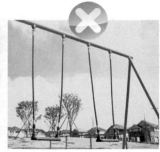 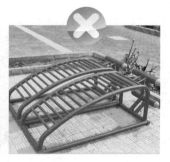

单杠、双杠等需要用力上撑、身体翻滚的器材十分不宜。

摇晃的秋千不适合高血压患者，易加重眩晕，发生意外。

压腰器、仰卧起坐器，动作体位改变过快、过猛，易引起头晕目眩、血压升高。

🔔 总之，不要去使用需要爆发力、跳跃、体位改变过大、摇晃不稳定的健身器材。

🔔 除了注意安全外，还要避免争抢，公共设施是大家的，人多时注意礼让，别因此闹出矛盾，气得血压更高。

按摩经络穴位，
稳压的小窍门

中医防治高血压除了药食调理外，通过穴位按摩、敲打经络等方法，也可以起到一定的稳定血压作用。

经络是人体气血运行的通路，它将人体联系成为一个有机的整体。

"经"为主干线，其贯通上下、沟通内外、联系脏腑，在人体内纵行而分布较深。

"络"为细小的网络，其分布纵横交错，遍布全身，是经络系统中的分支。

穴位是腧穴的俗称，是脏腑、经络的气血输注之处。由于穴位和血脉直接相通，所以具有"按之快然""祛病迅速"的神奇特点。高血压患者日常适当按摩，可以起到调和阴阳、疏肝理气、活血降压的作用。在血压突然升高时，按压穴位是一个能快速降压的简便方法。

按摩时也可以借助按摩棒、按摩棍等小工具来加强力度，或敲击一些不容易够到的地方。

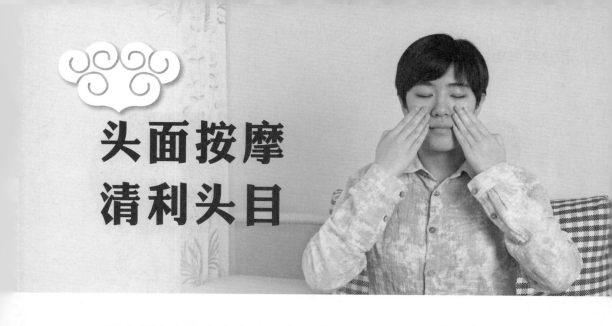

头面按摩
清利头目

　　高血压患者常会有头脑胀痛、眩晕耳鸣、眼花、目赤肿痛等头面部症状，头面按摩对快速缓解这些不适非常有效，并能起到提振精神、清脑明目、缓解疲劳、预防感冒等作用。

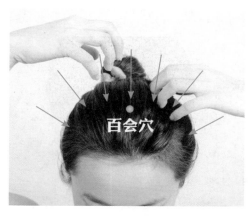

用双手手指指端敲打头部，或用指关节轻叩头部，整个头部通敲一遍，尤其在头顶最高处、正中心的百会穴加重力度。叩敲3~5分钟，以感觉头部变轻松为度。

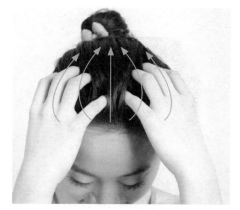

双手十指自然弯曲，以指代梳，像梳头那样从前发际梳到后发际。速度应比用梳子梳头慢，边梳边按压，做50~100次。头痛时可用指甲刮，增加刺激力度。

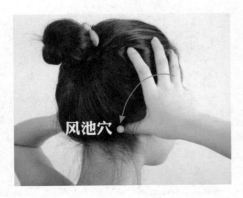

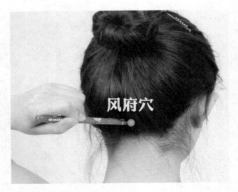

手指置于头顶部，以拇指沿耳周按揉太阳穴至风池穴，力度稍重，反复进行，可改善头痛眩晕、颈项强痛、目赤疼痛、鼻出血、耳鸣、感冒发热等症状。

头痛时按揉这个脑后正下方的风府穴，祛痛效果非常明显。用笔尖刺激此处，还能清醒头脑，缓解头昏脑胀、眩晕头痛、颈项强痛等高血压症状。

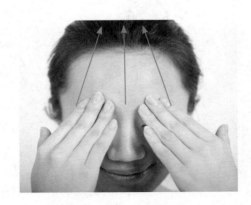

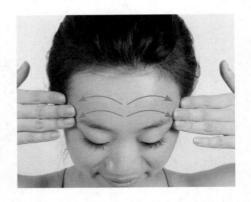

用手指指腹从眉毛处向头顶部推擦（头痛时也可用指甲盖刮），直到头顶的百会穴，力度要较重，反复进行，直到感觉前额发红发热，对缓解头痛很有效。

用手指指腹从前额中央分推至两侧太阳穴。力度要较重，反复进行。此动作又称为"开天门"，可以清醒头脑、消除疲劳、镇静安神、改善睡眠、降压明目。

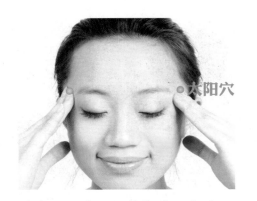

将食指和中指指腹按在两侧太阳穴上，反复用力按揉，直到产生酸胀感为度。头痛、眩晕、眼睛酸胀时也可用食指关节按压，力度更大止痛作用更强。

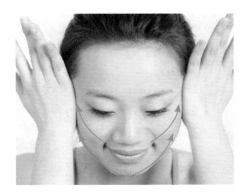

用手掌从内向外、从下向上推擦面部，力度较重，直到面部发红发热。此动作又称为"干洗脸"，可通调面部气血，醒脑安神，降压除烦。

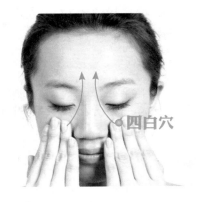

用力按揉下眼眶下方的四白穴，再向上沿鼻子两侧上推至前额，反复用力推擦。此动作能缓解眼睛酸胀肿痛、视物不清、眩晕、发热、流鼻血等症状。

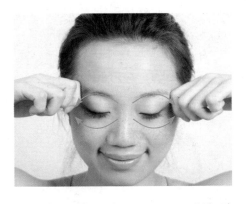

用大拇指按住太阳穴，做"轮刮眼眶"的动作，力度要重，反复进行，直到产生酸胀感为度。此动作可健脑明目，缓解头痛、昏沉、眼睛干涩酸胀等症状。

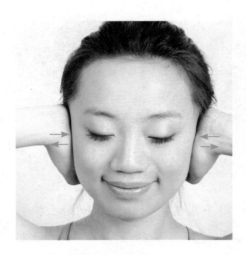

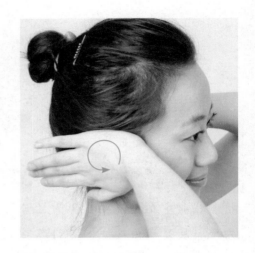

将双手掌按压在两侧耳朵上，掌心对准外耳道口，同时对两侧外耳道进行一压一松的动作，力度稍重，反复进行50次。此动作有助于改善高血压引起的眩晕、耳鸣、心烦失眠等症状。

双手掌仍按压在双侧外耳上，相对旋转按摩双耳，反复进行50次。再反方向旋转按摩50次。此动作有护耳功效，尤其是有耳鸣、烦躁症状的高血压患者，经常按摩耳朵可缓解不适。

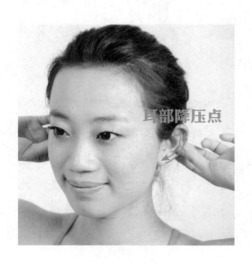

用双手拇指和食指捏住两侧耳廓的内外部，沿耳廓方向来回搓揉。重点在耳尖皱褶部位的降压点周边（可用指甲掐按）。用力要较重，反复进行50次，或至耳廓发红、发热、有胀麻感为止。

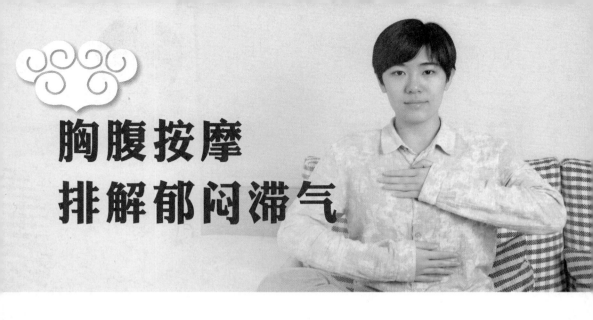

胸腹按摩
排解郁闷滞气

  高血压患者易生气发怒而导致胸胁、脘腹气滞胀闷，气滞易生血瘀，又会引起血液循环障碍，出现心梗、心绞痛、腹痛等。所以，高血压者不妨多按摩胸腹，顺气、消滞、化瘀，及时排解郁闷滞气。

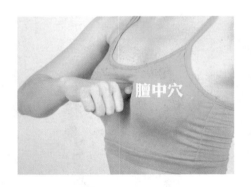

膻中穴

用大拇指用力按揉膻中穴（位于体前正中线，两乳头连线的中点），至产生酸胀痛感。也可用拳头反复捶打此穴位。此动作可开胸顺气，缓解胸闷、咳喘、吐逆、心悸等不适。

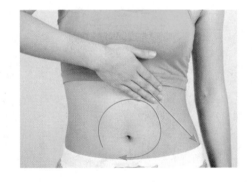

右手放在左肋骨下，以手掌或四指从上向斜下方推摩，再换手、换方向做。然后以肚脐为圆心，顺时针按揉腹部，反复进行。这样可排除滞气，缓解胸胁胀闷窜痛，促进排气、排便。

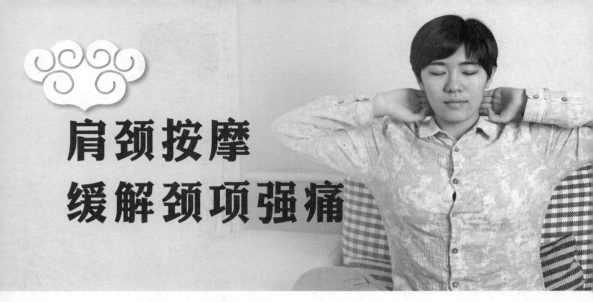

肩颈按摩
缓解颈项强痛

　　"颈项强痛"是高血压患者的一个常见症状，多是由于血压高、血管硬化等原因造成循环障碍、供血不足所致，表现为脖子僵直、疼痛、活动受阻、转动不利，连带肩部、上肢都易产生僵直麻木之感。通过肩颈按摩，可以在一定程度上缓解这些症状。

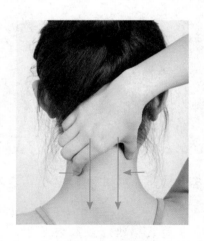

单手五指合力，从脑后风池穴向下沿颈两旁拿捏，直到大椎穴，反复进行。此动作可活血通络，改善后颈僵直疼痛。

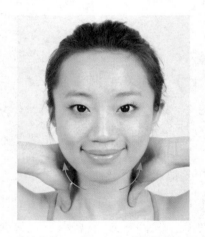

双手搓热，用四指横向按压摩擦，从颈部侧面至颈后中心，反复进行。此动作可改善颈部血液循环，降压止痛。

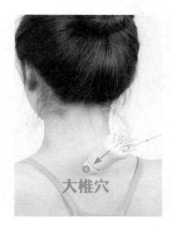

大椎穴

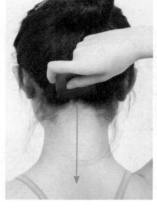

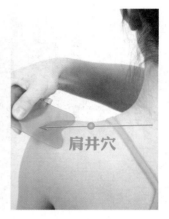

肩井穴

单手握拳，反复捶击叩打颈肩部位及大椎穴区，也可用按摩棒捶打。用力适中，反复敲打，可有效活血止痛。

用刮痧板刮后颈，从发际下至大椎穴。用力较重，反复刮拭，有助于改善颈项僵直强痛，平稳降压。

用刮痧板由大椎穴经过肩井穴，向外侧肩头刮拭。也可用手推擦，但力度不如刮痧板。可缓解肌肉紧张、颈肩疼痛酸麻。

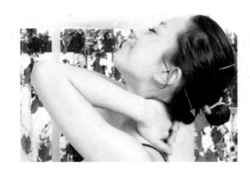

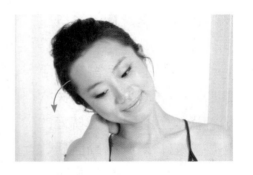

将双手交叉放于颈后，头向后仰，双手肘部尽量向后展开，保持2分钟，每天做数次。此动作可缓解肩背肌肉紧张、颈肩酸痛、手臂胀麻不举、头痛眼花。

单手放在颈侧，向手的方向缓慢弯曲颈部，使对侧颈部紧绷，保持30秒钟后，换另外一侧做。侧弯颈部可缓解颈肩肌肉紧张、疲劳酸痛、颈项强直、头痛肢麻。

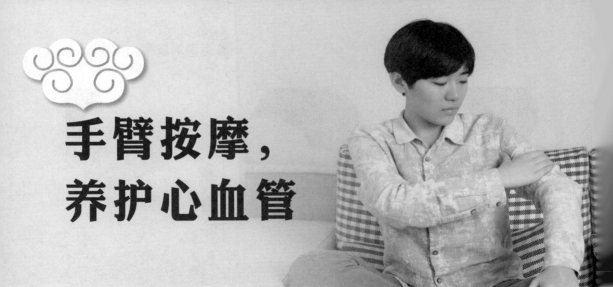

手臂按摩，
养护心血管

人体的心经、心包经均走行手臂内侧，经常按摩疏通这两条经络，有助于养护心血管，防治高血压、动脉硬化、心脏病等心血管疾病。

→ 心包经：从胸部乳头外侧的天池穴，沿手臂内侧走向手指，止于中指末端的中冲穴。主治心血管疾病、胃病、胸部疾病及神经系统疾病。

心包经上的劳宫穴（手掌心正中凹陷处）、内关穴（腕横纹上2寸处）是降压的重要穴位，对防治高血压、面红目赤、头痛、胸胁胀痛、心绞痛等均有效。

→ 心经：从腋窝下的极泉穴，沿手臂内侧走向手指，止于小指的少冲穴（小指背侧）。主治心血管疾病、神志疾病及手臂痛。

心经上的神门穴（腕横纹内侧凹陷处）是调养心神的重要穴位，可缓解心烦失眠、神经衰弱、头晕目眩、心绞痛、心悸等问题。

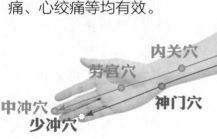

内关穴

劳宫穴

中冲穴
少冲穴

神门穴

极泉穴
天池穴

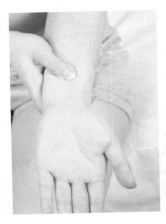

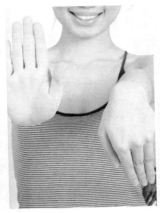

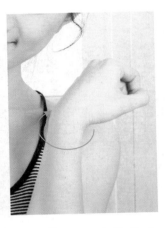

由上至下按摩手臂内侧，重点按压或掐揉内关、神门、劳宫等穴位，力度要重，至有酸胀感为佳。常做可清心安神，调节情志，平稳血压。

双臂与手掌伸直，一只手掌上翻，一只手掌下翻，尽量垂直于手臂，然后两手换方向，反复进行。翻手腕可畅通经络，改善血运，缓解肢麻。

手握拳，顺时针方向旋转手腕10次，再逆时针方向旋转手腕10次。旋转手腕可畅通穿过手腕的经络，调节上肢血液循环，养护心血管。

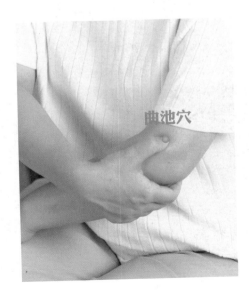

曲池穴

手臂上还有一个重要的降压穴位——曲池穴（位于肘横纹外侧端）。经常按揉此穴位，可治疗高血压、目赤肿痛、上肢麻木、肩肘关节疼痛、荨麻疹等。

🔔 过度刺激曲池穴易造成流产，所以，妊娠高血压者禁止按摩此穴。

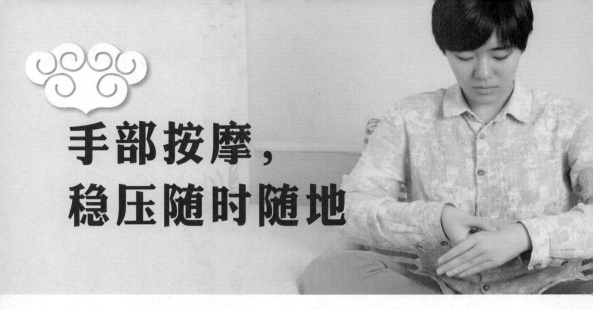

手部按摩，稳压随时随地

　　手部有多条经络贯穿，又有"十指连心"之说，对调节心血管功能有非常重要的作用。坚持手部按摩，可有效降低血压，改善肢麻、头痛等现象。手部保健十分方便易行，不受时间、场所的限制，高血压患者不妨随时随地活动双手。

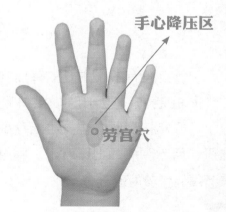

手心降压区

劳宫穴

　　劳宫穴是降压重要穴位。手心降压区是以劳宫穴为中心的扩展区域。

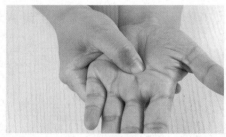

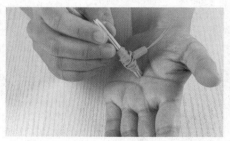

用力按揉、击打或用牙签刺激此区域，对降压均有效。

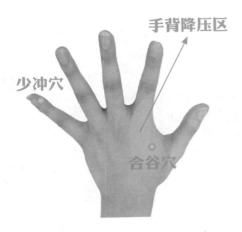

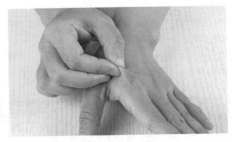

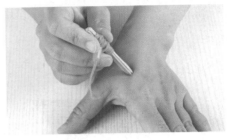

手背降压区是以合谷穴（手背虎口、第一掌骨与第二掌骨间凹陷处）为中心的扩展区域。合谷穴善治头面疾病，常用于降压止痛，如头晕、头痛、肩痛、牙痛、目赤肿痛等。

刺激少冲穴（小指指甲内侧）可防治血压高、心悸心痛、胸胁痛、热病、咽喉痛等症。

用力按揉、提捏或用牙签刺激合谷穴、手背降压区及少冲穴，以感觉酸、胀、麻为宜。

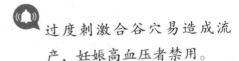

过度刺激合谷穴易造成流产，妊娠高血压者禁用。

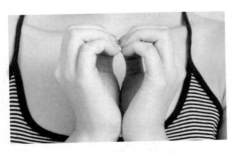

十指相对敲打指尖，或掌心相对拍手，均有降压效果。

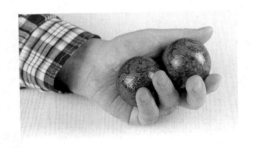

转健身球可活动手指、手掌及手腕，适合高血压头晕、肢麻者。

腰背按摩，
最宜虚弱型高血压

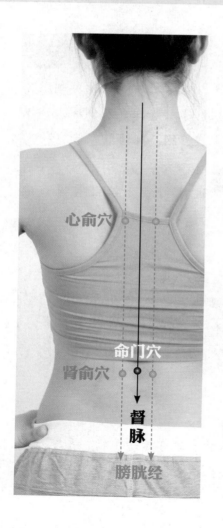

心俞穴

命门穴

肾俞穴

督脉

膀胱经

背部正中的督脉善补阳气，脊柱两侧为膀胱经，可调治全身各脏腑，活化全身气血。所以，按摩后背至腰部，能起到全身保健作用，尤其适合年老体虚、心肾皆亏的高血压患者。

心俞穴（膀胱经，背部第5胸椎棘突下，旁开1.5寸）：宁心安神，主治高血压、惊悸健忘、心烦失眠、心脏病、心绞痛等。

命门穴（督脉，腰部后正中线上，第2腰椎与第3腰椎棘突之间）：可益肾壮阳，主治五劳七伤、头晕耳鸣、肾虚乏力等，适合年老体虚的高血压患者保养。

肾俞穴（命门穴旁开1.5寸）：补肾益精，主治耳鸣耳聋、肾虚腰痛、肾脏疾病及脑血管病后遗症等。

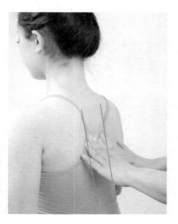

直坐或俯卧，由他人指推背部督脉和膀胱经。由上至下，反复推擦，用力较重，可边推边揉，重点按揉心俞穴位。

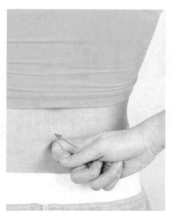

用大拇指或指关节用力按揉命门穴及两侧肾俞穴，至产生酸、胀、麻之感。

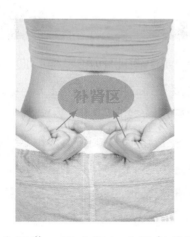

双手握拳，用力捶打后腰部补肾区，可补肾气、养肾精，适合老年肾虚及并发肾病的高血压患者。疼痛处加大力度，或借助按摩棒敲打。

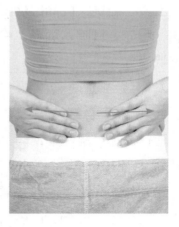

双手叉腰，以四指从内向外、横向摩擦腰后部，至皮肤发红、发热或产生酸、胀、麻之感为宜。适合老年高血压患者补肾亏，降血压。

敲打心、肝、肾经，有益降血压

中医认为，高血压的发病多与心、肝、肾的气血不调有关。心、肝、肾亏虚造成阴血不足，从而导致心火旺盛、肝阳上亢或虚火上炎，上扰头面而出现眩晕头痛、目赤、耳鸣、烦躁、中风等症状。

人体经络连通着脏腑，因此，经常保养心经、肝经、肾经，对补益相应脏腑非常有益。敲打经络还能化解经络上的瘀滞，起到畅通经络、降压止痛的作用。经络运行顺畅、脏腑气血调和，血压自然就恢复平稳，不适症状也会随之改善。

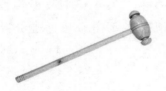

心经和心包经是与心血管有直接关系的经络，位于双手上臂内侧（经络图见第170页）。经常从上至下按揉或用按摩棒沿经络走向敲打，可以化解瘀滞，改善血液循环。适合高血压、高血脂、动脉硬化及心脏病患者。

🔔 心经在中午11~13点运行旺盛，心包经在晚上19~21点运行旺盛。按时敲打效果更好。

➡ 肝经：从大脚趾外侧的大敦穴，沿腿部内侧往上，经腹部，经过乳房下方的期门穴。敲打肝经可疏肝气，平肝火，适合阴虚阳亢、心肝火旺的高血压患者。

➡ 肾经：从足底的涌泉穴，沿腿部内侧经腹部，经过胸部锁骨下的俞府穴。敲打肾经可养肾固本，扶正补虚，适合阴阳两虚的老年高血压患者。

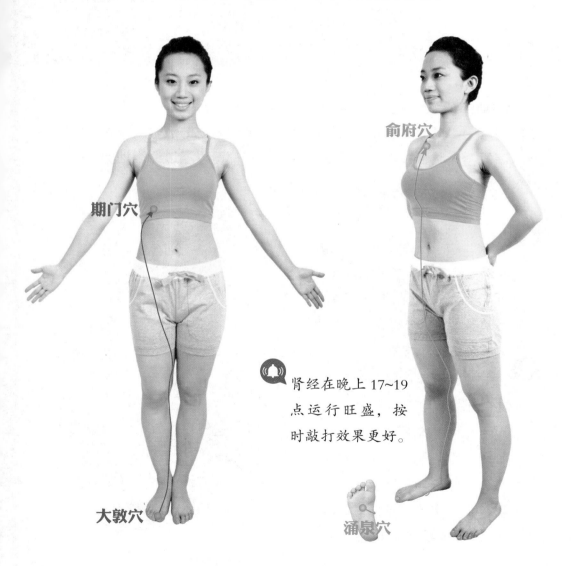

期门穴

俞府穴

大敦穴

涌泉穴

🔔 肾经在晚上17~19点运行旺盛，按时敲打效果更好。

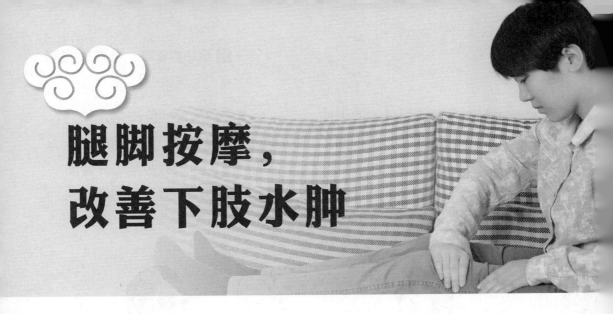

腿脚按摩，
改善下肢水肿

腿脚部位有多条经络贯穿，由于远离心脏，又承受人体重压，容易出现瘀滞不畅的问题。高血压患者腿脚部位常见血液循环障碍，以及水液代谢失调、并发肾病导致水肿。这些都可以通过适当地腿脚按摩来改善。

🔔 足三里穴：外膝眼下四横指，胫骨边缘（即膝下外侧3寸）。经常按揉此穴，可防治高血压、头晕耳鸣、心悸失眠、脑卒中、下肢痹痛及胃病等。

🔔 三阴交穴：在小腿内侧，足内踝尖上3寸处，胫骨内侧缘后方。此穴是人体三条阴经交会之处，为补肝、益肾、健脾的要穴，补阴虚、降血压效果明显，多数收缩压偏高者，在按揉此穴时都会有酸胀感。

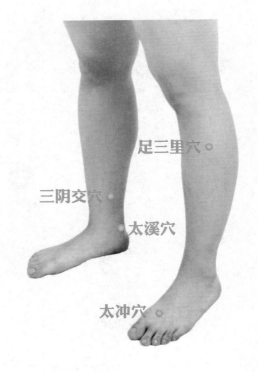

足三里穴
三阴交穴
太溪穴
太冲穴

🔔 **太溪穴**：位于足内侧，内踝后方与脚跟骨筋腱之间的凹陷处。太溪穴属肾经，经常按揉可起到补肾阴的作用，对改善肝肾阴虚型高血压非常有益，并可治疗视物昏花、耳鸣耳聋、手足心热、腰膝酸软、慢性咽喉炎、牙痛、支气管炎、手脚冰凉、月经不调、关节炎等症。

🔔 **太冲穴**：足部第1、第2跖骨结合部之前凹陷处。太冲穴是肝经穴位，可疏肝理气，用于治疗头痛、眩晕、胁痛、呕逆、腹胀、月经不调、痛经、足踝肿痛等。

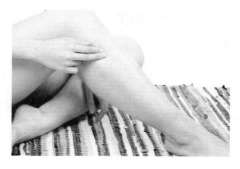

用手指或指关节用力按揉足三里穴、三阴交穴，各1分钟，或200下，至产生酸、麻、胀感为宜。

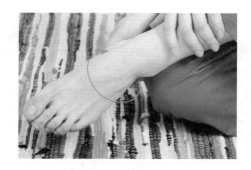

按揉脚踝部的太溪穴1分钟，或200下。然后用手握住脚后跟，旋转脚踝20次。此动作可改善局部血液循环，降压，消肿。

双腿与脚掌伸直，脚掌同时向上钩，尽量垂直于腿部，然后同时向下绷直。上下翻脚腕的动作可畅通足部经络，稳定血压，改善腿脚浮肿现象。

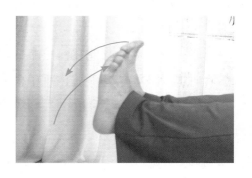

　　足部被称为"第二心脏"，是高血压的重要治疗区域。足部按摩最好是在每天晚上睡觉前进行，先经过热水泡脚后，再按摩足部的穴位，才能达到最佳效果。

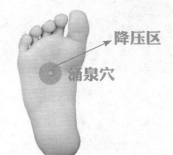

降压区
涌泉穴

🔔 涌泉穴：位于足前部四陷处第2、第3趾趾缝纹头端与足跟连线的前1/3处。此穴是肾经的穴位，有补肾降压、宁心安神、强健体魄的作用。

🔔 足底降压区：以涌泉穴为中心的区域。

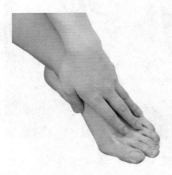

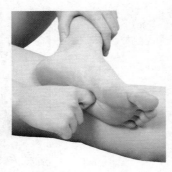

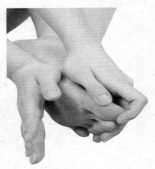

用力按揉足部太冲穴，反复推擦脚面。太冲穴是血压急剧升高时的一个急救穴。当人发怒、心情不好时，肝经之气郁结，血压快速升高，这时按压太冲穴可以疏泄肝气。一般按压5~10分钟，血压就会有所下降。

用手指关节按揉足底涌泉穴降压区，力度要很重，或借助按摩棒进行，以3分钟为宜。每天坚持按摩此穴位区域，可强壮腰腿，改善失眠，稳定血压。

用掌心快速搓脚心涌泉穴降压区，直到发热发烫。手心为劳宫穴降压区，对应脚心的涌泉穴降压区，可使心肾相交，活化气血，增强心肾功能，安神助眠。

平心静气，血压才会稳

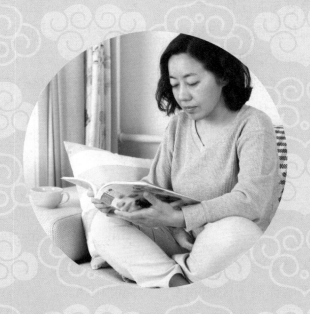

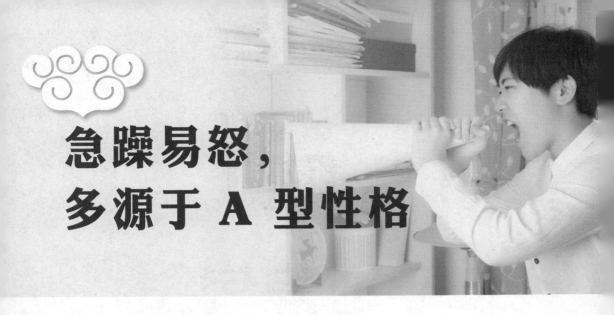

急躁易怒，
多源于 A 型性格

高血压在一定程度上是一种心身疾病，又称精神生理反应，简单地说，就是与人的精神心理因素有密切关系。心理上的紧张焦虑、急躁愤懑与血压状况成正比，彼此作用和影响。一旦精神因素发作，会促使高血压症状恶化和复杂化，造成恶性循环，久久不愈。反之，心里平静之后，血压往往恢复正常，或得到缓解和好转。

性格是一种复杂的心理因素。临床研究发现，A型性格与原发性高血压、脑卒中、脑血管疾病、消化道溃疡等疾病关系密切，发生率明显高于B型性格者。

A型性格者长期处于中度焦虑状态，其行为模式使心理和生理上源源不断地产生紧张和高压，积累到一定程度，心力交瘁，心血管不堪重负，高血压、心脏病也随之而来。

性格本没有好坏之分，A型性格和B型性格各有其优缺点。但如果你是高血压患者或有血压偏高的倾向，那就要注意自我调节，多向B型性格靠拢，对健康更为有益。

中国人讲中庸之道，在性格上也是如此。任何性格都别太过极端，太过了一定有害，需自觉克制和调节。

性情急躁，缺乏耐心，不善克制。

易激惹暴怒，好斗，固执，争强好胜。

有强烈的时间紧迫感，容易紧张，匆匆忙忙、风风火火，言语、动作节奏快。

事事争先，苛求自己，不满足，雄心勃勃，有强烈进取心，竞争性强，敢闯能拼。

不知道休息和照料自己，不会享受生活乐趣，即使休息也难以松弛下来。

从容不迫，慢条斯理，不慌不忙。

耐心容忍，待人友善，能自己宽慰自己，消除各种烦恼。

不争强好斗，没有竞争的压力，不爱表现自己，不设立很高的目标。

容易满足，进取心不强，对他人要求也不严格，好好先生。

会安排作息，充分享受娱乐和休闲时光，放松时不感到愧疚，拿得起放得下。

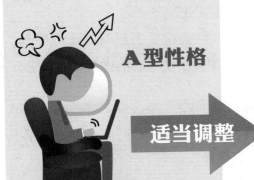

A型性格

适当调整

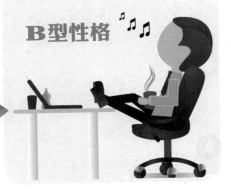

B型性格

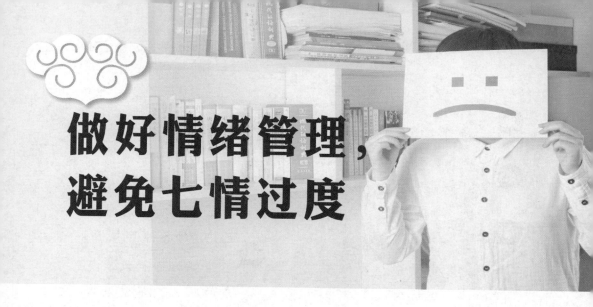

做好情绪管理，避免七情过度

七情过度血压升

中医认为，情志问题是引发人体多种病症的重要因素。血压飙升与七情（喜、怒、忧、思、悲、恐、惊）过度有很大关系。人在情绪不稳定的状态下，血压可急升30毫米汞柱左右。如果有持续的不良情绪，会导致血压长期居高不下，从而加重病情，药物治疗的效果也不会很好。

情志与五脏的关系

情志活动与五脏关系密切。七情是人对外界事物的正常反应，每个人都不可避免。但情志活动如果过于强烈、持久，就会引起五脏气血功能失调而致病。如大喜伤心，大怒伤肝，过度思虑伤脾，过度恐惧伤肾，过度悲忧伤肺。

反之，五脏气血运行失调，也会出现情志的异常变化。

《素问·阴阳应象大论》中说，肝在志为怒，心在志为喜，脾在志为思，肺在志为忧，肾在志为恐。并讲道："怒伤肝""喜伤心""思伤脾""忧伤肺""恐伤肾"。

《素问·举痛论》中说："怒则气上，喜则气缓，悲则气消，恐则气下……惊则气乱，思则气结。"

养护心肝安神志

在情志活动中，心与肝发挥着更为重要的作用。

心藏神，是身心的总指挥，主宰和调控着机体的一切生理机能和心理活动。让心平静下来，才能心神安宁、精神镇定。切忌因过度兴奋、惊慌而扰乱心神，加重心血管疾病。这就要求高血压患者不要参加惊险刺激的活动，有什么高兴事也别太亢奋激动，小心乐极生悲。

肝藏魂，主疏泄，可促进和调节气血运行，在调节情志活动、保持心情畅达方面发挥着重要作用。肝最怕暴怒的情绪，它会导致肝的疏泄功能失调，出现气滞血瘀、身体胀痛现象，甚至危及生命。高血压患者往往肝火旺盛，是易怒人群，就更要做好控制怒气的工作。要记住：制怒是一种自我保护。

制怒的小窍门

生活中难免会遇到让人生气的人和事。此时，下面的方法能帮助高血压患者克制和调节怒气，保护好自己。

🔔 **离开现场**：尽快远离让你生气的人或事物。

🔔 **讲理不骂人**：摆事实，讲道理，注意风度和素质，有话好好说，不要骂战升级、出口成"脏"，激化矛盾。

🔔 **少说话**：实在生气时，等3分钟再说话，言多必失，避免冲动之下说话不当，此时沉默是金。

🔔 **冷静思考**：时刻提醒自己保持头脑清醒，换位思考，思索是否对方也有道理，以及如何应对才是有效的。

🔔 **转移话题**：转移让人不愉快的话题，或用其他活动来转移注意力。

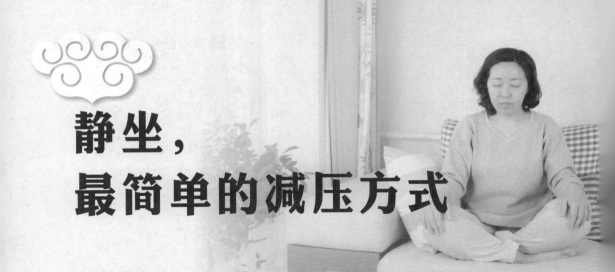

静坐，
最简单的减压方式

"静"是安养心神的法宝。"静能养阴"，对于阴虚内热、肝阳上亢的高血压患者来说，每天坚持静坐一段时间，有助于清火除烦、宁心顺气、安神助眠。

静坐时要找一个安静、通风处，地板、床上或沙发均可，注意不要坐在风口处。

坐姿以舒适放松为佳，有条件的话最好盘腿坐、双手垂放在两膝上，尽量保持头稳颈直，脊柱自然挺立。双目微闭，排除一切杂念，清空大脑，平心静气，达到脑不想、耳不闻、眼不见的似睡非睡状态，直到呼吸深长均匀，这就是一种良好的"入静"状态。

每天晚上入睡前是静坐的最佳时间，一般在21:00~22:30。此时天地归于宁静，最宜静坐。正所谓"先睡眼，后睡心"，闭目放空，静坐一会儿再睡觉，可以改善烦躁失眠，提高睡眠质量。

开始时可以先静坐5分钟，以后再慢慢延长到15～30分钟，以自我感觉放松为准。

平时由于各种不良情绪而出现头晕胀痛、耳鸣眼花、胸闷躁怒等高血压症状时，不妨随时找个安静的地方静坐一会儿，有利于宁心顺气、平复情绪、稳定血压，是身心减压的一剂良方。

倾诉，
给不良情绪一个出口

我们在日常生活中，难免会产生一些不良情绪。如果内心积累了很多负面情绪、难以排解时，向人倾诉是一种最为有效的化解方法。如果能找个家人或朋友，将内心的气愤、委屈、痛苦、不满诉说出来，并得到适当的理解、安慰、劝说和指导，就更容易从压抑苦闷中解脱出来。而且，倾诉行为本身对畅达心胸也非常有益。

我们常有这样的体会：一件生气的事，说了几次以后，好像就没那么生气了，后来甚至会用玩笑的口气去调侃它，因为怒气已经释放掉了。

不良情绪宜疏不宜堵，必须给它一个出口，使之得以宣泄而排除，否则就会伤及身体气血运行及脏腑功能。尤其是自身调节能力差、容易想不开、难以自己化解的人，千万不可把气都憋在心里，这样对身体的伤害更大。高血压患者本来就容易情绪失控，更要注意及时排解不良情绪，以减轻心理压力。

研究显示，哭泣能够缓解和释放紧张、焦虑的情绪，有益于减轻心理压力、排除心理毒素。但哭泣也不要过度，经常哭泣或越哭越伤心就适得其反了。

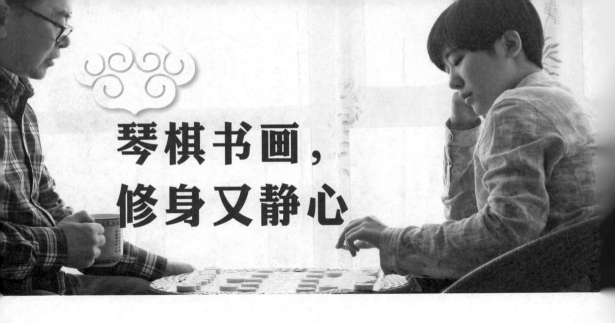

琴棋书画，修身又静心

高血压患者应多多修身养性，培养一些有益身心的爱好，尤其是一些安静细致、修养身心的活动，如听音、写书法、阅读、下棋等，在增加生活乐趣、陶冶性情的同时，又能稳定情绪，使人内心平和、怡然淡定，非常适合容易躁动、情绪不稳定的高血压患者。

当不良情绪较多时，可以将注意力转移到自己的兴趣爱好上，暂时从烦恼头痛中解脱出来，避免不良情绪泛滥成灾。

长期坚持琴棋书画等爱好，还能舒畅身心，增长智慧，提高素质涵养，改掉急躁的毛病。

🔔 音乐对情绪和血压都有很大影响。听音乐、弹琴、唱歌等都是有益的活动。欢快愉悦、舒缓柔和、悠扬婉转、空灵幽远的音乐降压效果最好。切忌摇滚乐、迪厅舞曲等强刺激音乐，以免情绪亢奋影响血压。

🔔 美术和书法都是视觉艺术，不论欣赏还是创作，都会使人融入美好的意境中，陶冶心灵，提高修养。

🔔 棋类活动是一种益智游戏，需安静宁神，排除杂念，能有效转移注意力，增强心智，稳定情绪。

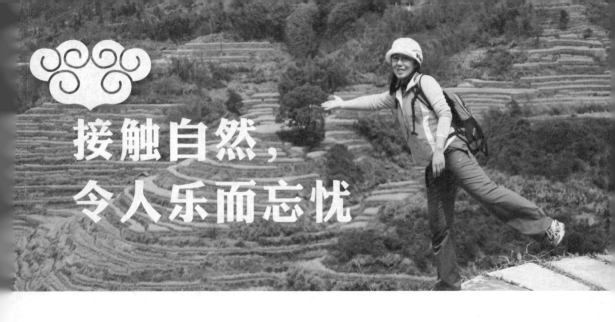

接触自然，
令人乐而忘忧

　　与大自然多多接触，是调节不良情绪的良方。我们的生命来自于自然，投身于自然就如同回到母亲的怀抱，心灵总能得到最好的抚慰。不论是置身山水田园之中，还是接触动物、植物等自然生命，都能缓解和释放精神压力，净化心灵，使人乐而忘忧。

旅游：心情不愉快时，出去旅游吧！忘情于山水田园、异乡街市……世界这么大，我们要去看看。山外有山，旅行不仅能开阔眼界，也让心胸更宽广。

养花种草：高血压患者多多养花、赏花十分有益。一方面可以带来身心愉悦，减少烦闷，另一方面也可以增加和大自然的接触。

接触小动物：多与小动物接触可以激发慈爱仁厚之心，让人更宽容、有耐心，如养鱼、猫、狗等宠物，或外出观鸟、给动物喂食等，都能有效缓解不良情绪。

晒太阳：享受阳光是最简单的情绪治愈法。阳光能补充人体阳气，驱散内心阴云。心情不佳时，一定要走出阴郁的房间，多晒太阳。

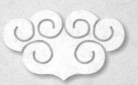

做好时间管理，工作生活更从容

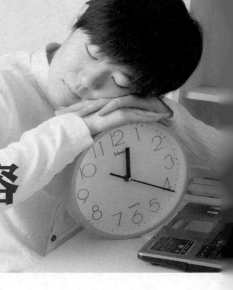

由于高血压患者多为A型性格，做事往往比较紧张、急躁，这就更要注意时间管理，把工作、生活的节奏安排好，避免出现长期赶时间、过劳的现象。下面这些方法能帮助你更科学、合理地安排时间。

降低目标：制定一个符合自己实际能力的目标，不要好大喜功，给自己加压。

制订计划留有余地：计划不能排得太满，要考虑到中途可能会有一些不可预知的干扰。如果计划制订得不合理，再按照计划疲于奔命，最后肯定要焦头烂额。

分担责任：学会放权，把责任分摊一些，自己的压力也小一点。

保证休息：合理安排工作时间，保证休息和假期。该睡觉时一定要睡觉，且每天睡眠时间不能少于6小时，养成良好的生活规律。

关掉手机：现在手机是与外界沟通的渠道，适当切断这个渠道，世界就变得安静了，心才真正放松下来。

放慢脚步和语速：急躁的人说话、走路都比较快，平时注意适当放慢些，并不会影响大事，又能缓解紧张。

药物治疗，
宜忌不可不知

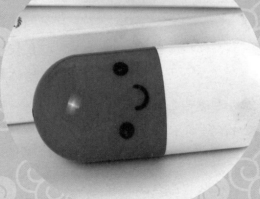

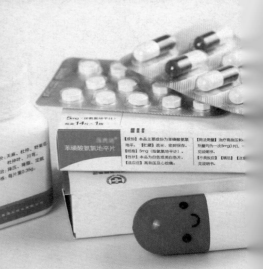

什么情况下
需要药物治疗

药物治疗的目的

高血压药物治疗不单纯是为了降压，更重要的是通过稳定血压，有效预防或延迟脑卒中、心肌梗死、心力衰竭、肾功能不全等并发症的发生，降低心血管意外的风险。因此，应听从医生建议，该吃药的不要拒绝。

哪些人需要药物治疗

通过改变饮食、运动等生活方式，6个月后血压仍持续居高不下者。

就医偏晚，已经发生心脑血管并发症、肾脏损害、糖尿病的高血压患者。

2级（中度）以上高血压患者（血压超过160/100毫米汞柱）。

早期用药须谨慎

一旦开始服用降压药，就是一个长期的过程，很难再完全停下来。所以，早期轻度高血压时，用药须谨慎一些，不要急于用药。因为不论哪种类型的药物，长期服用都可能会给身体带来一定的不良反应。只有在非药物治疗持续一段时间之后，如果血压仍然控制不好，再决定是否使用药物治疗。

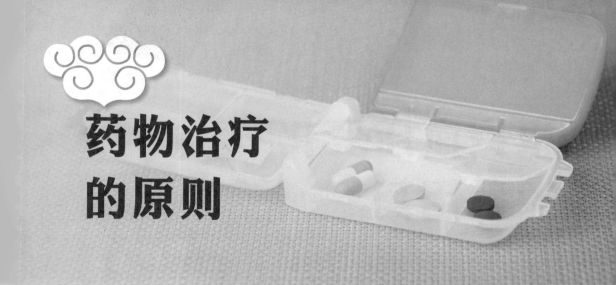

药物治疗的原则

小剂量开始

初始治疗时通常应采用较小的有效治疗剂量，并根据需要逐步增加剂量。

优先应用长效制剂

尽可能服用每天1次、能持续24小时发挥降压作用的长效药物，以有效控制夜间血压与晨峰血压，更有效地预防心脑血管并发症的发生。如使用中、短效制剂，则需每天服药2~3次，以达到平稳控制血压的效果。

个体化用药

应根据患者具体情况（如有无其他疾病、并发症及脏器损伤，不同疾病用药是否冲突等）、耐受性及长期承受能力，选择适合个人的降压药。

联合用药

六大常用降压药可作为高血压初始或维持治疗的药物选择，并可联合使用。有时使用单一药物的降压效果不佳，且有些药物有明显的不良反应。联合用药既能增强降压效果，又能减轻不良反应。

 六大常用降压药为：

①利尿剂

②钙通道阻滞剂

③ β 受体阻滞剂

④血管紧张素转化酶抑制剂

⑤血管紧张素 Ⅱ 受体拮抗剂

⑥ α 受体阻滞剂

根据血压变化调整用药

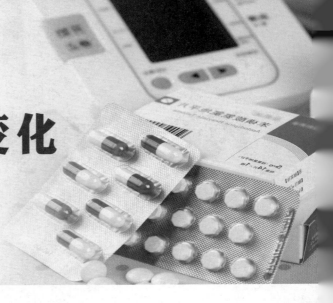

监测血压变化

服降压药不是一成不变的，降压药的品种和剂量应随着血压变化情况调整。所以，服药后别忘记监测血压状况，以便让医生了解服药的效果、有无不良反应等，好及时调整用药。

季节变化可调整用药

季节变化对人体血压的影响比较大，如夏季血压整体偏低，可以适当减少用药剂量，而秋冬季血压普遍偏高，需要增加剂量甚至改变用药品种。

调整用药，不能自己说了算

不少高血压患者觉得没有不适症状或觉得血压稳定，就自作主张，停药、减药量、甚至自行换药。这种做法是有危险的。如果血压降下来不久就停药，血压很容易出现"报复性反弹"，比原来还高、还难控制。如原来吃一片药就能解决问题，停药反弹后，仅用一片药可能就难以解决问题了。有些停药者血压会出现大幅波动，引发心绞痛、脑卒中等严重并发症。

总之，调整用药是因人、因症而异的，千万不要自己做决定，应以医生意见为准。

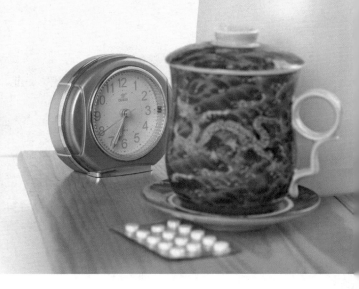

千万不要这样服药

睡前服用降压药

有些高血压患者在晚上临睡前服降压药。他们担心晚上睡着后血压突然升高发生意外，或认为服药后血压下降，可以睡得安稳。其实，这样做更容易发生脑血管意外。半夜2~3点是人体血压的最低谷，且许多降压药物的血药浓度在服药后2小时达到峰值，若在睡前服药，两者作用相乘，容易因血压骤然下降而出现脑缺血、卒中或血栓等意外。

🔔 服用降压药的最佳时间应在血压高峰期前的半小时左右（长效降压药应在早晨起床5分钟内服用），对平稳血压最为有利。

用保健品代替降压药

有些老年人迷信保健品，尤其是看到只要服用某保健品，"高血压可停药""完全没有副作用"等虚假、夸大宣传时，常常信以为真，放弃服药而延误病情。

一些含降压中药成分的保健品对早期、轻度高血压有一定效果，但血压不稳定、有器官损害及中、重度高血压患者切不可用保健品代替药物，一定要遵医嘱服用正规药物。

图书在版编目（CIP）数据

这样做血压才会稳 / 余瀛鳌，陈思燕编著 . —北京：
中国中医药出版社，2019.1
ISBN 978 – 7 – 5132 – 5250 – 8

Ⅰ . ①这… Ⅱ . ①余… ②陈… Ⅲ . ①高血压－防治
Ⅳ . ① R544.1

中国版本图书馆 CIP 数据核字（2018）第 233247 号

中国中医药出版社出版

北京市朝阳区北三环东路 28 号易亨大厦 16 层
邮政编码　100013
传真　010-64405750
河北新华第二印刷有限责任公司印刷
各地新华书店经销

开本 710×1000　1/16　印张 13　字数 162 千字
2019 年 1 月第 1 版　2019 年 1 月第 1 次印刷
书号　ISBN 978 – 7 – 5132 – 5250 – 8

定价　48.00 元
网址　www.cptcm.com

社长热线　010-64405720
购书热线　010-89535836
维权打假　010-64405753

微信服务号　zgzyycbs
微商城网址　https：//kdt.im/LIdUGr
官 方 微 博　http：//e.weibo.com/cptcm
天猫旗舰店网址　https：//zgzyycbs.tmall.com

如有印装质量问题请与本社出版部联系（010-64405510）
版权专有　侵权必究